妈妈学医
Mama learns care

U0121130

北医三院 指导师 王朝虹
儿童健康发育

0~1岁宝宝发育
家庭测评
与训练

翼下健康
王 朝 虹 编著

中国轻工业出版社

推荐序

儿童是家庭的未来，更是国家的未来。新手爸妈们既有迎接新宝宝到来的兴奋与喜悦，又有面对角色转换的紧张和无措。许多年轻父母甚至在没有充分心理准备的情况下，就匆匆担起了为人父母的重要角色。作为一名资深的儿科医生，我深切感受到这些年轻父母的心情，喜悦与焦虑参半。而抚养幼儿长大成人的过程中，也经常会出现各种跌宕起伏的小意外和小惊喜。

生命早期 1000 天是每个宝宝的人生起跑线。这个阶段恰恰是中枢神经系统发育迅速的关键时期，在各种生理性条件反射不断形成的同时，通过父母和孩子之间的互动交流能使宝宝获得各种良好刺激。

婴幼儿运动发展是儿童早期发展的重要组成部分。运动发展与脑的结构与功能的逐步发育成熟密切相关，也与脊髓和肌肉的功能发展有关。儿童早期发展是内在遗传机制和环境因素相互作用的结果，由于我们的遗传基因和家庭环境存在千差万别，每个宝宝在运动能力发展上存在个体差异。如何开发孩子的潜能，需要家长在宝宝成长过程中不断认识、不断培养和不断实践。而通过运动发育测评与指导训练可使宝宝在每个阶段的能力都获得充分的发展。

我们既要重视孩子内在潜能的开发与诱导，更要遵循儿童成长发育的基本规律，避免揠苗助长。我的同事——王朝虹老师结合她几十年丰富的婴幼儿运动发育测评与训练的临床经验，编撰了本书。本书像时针一样准确记录了婴幼儿运动发展的过程，从新生儿呱呱坠地开始，以 0~12 个月的运动发育作为时间轴，将运动发育测评与对父母的训练指导紧密结合在一起，将科学的示范性操作通过图文结合的方式推送给年轻父母，并配合王朝虹老师的指导视频，提供了读学结合的新型阅读模式。

书中根据不同月龄宝宝身心发育的特点，从运动发育领域给予新手爸妈全面、科学的优育指导，让家长免去盲目性，以科学的方式方法培养教育宝宝，让宝宝快乐健康地成长。

养育孩子对父母来讲就是一段充满挑战的人生旅程，祝愿每位家长都能享受到做父母的快乐，并伴随孩子健康成长。愿新手爸妈们从本书获益，为千千万万个儿童的健康成长保驾护航！

北京大学第三医院儿科主任

主任医师、教授 童笑梅

自序

亲爱的家长朋友们，你们好，我是王朝虹，是一名儿医人，同时，我和你们一样，也是一个心系宝宝健康的妈妈。我属于高龄产妇，在经历了备孕、怀孕、分娩的艰难过程后，我终于听到产科同事告诉我："朝虹你看看，宝宝特别干净漂亮！"那一刻，悬着的心终于落下来了，我说："她健康就好。"

相信正在翻阅这本书的每一个你都跟我一样，最大的愿望就是自己的宝宝能够平安、健康地长大，这不仅仅需要让宝宝吃得饱、穿得暖，还需要时刻关注他（她）的身心发育是否正常。外观上有没有问题我们可以直观地看到，那么，宝宝的动作反射、精细动作能力、大运动能力、视觉能力、语言能力等方面的发育是否正常，我们该如何判断呢？这就需要我们掌握一些基本的家庭测评方法，来评估宝宝的生长发育状况，并根据具体情况来给宝宝做相应的练习，提高宝宝的能力。具体的测评内容、方法我将在正文中给大家详细介绍。

养育宝宝是每一位家长和宝宝共同学习、成长的过程，除了保证孩子的各项能力正常发展，作为家长，我们的观念，与宝宝沟通、互动的方式方法等，都会对宝宝的成长产生潜移默化的影响。因此，对于大家关注度较高的话题，如隔代育儿、延迟满足、该不该给宝宝使用手机等，我们也将在正文中逐一讨论。

希望我分享的经验能够对你有所帮助，让我们一起用爱守护着宝宝健康、茁壮成长！

在此感谢我的爸爸、妈妈、婆婆、我的丈夫、孩子和其他亲人，对我工作的支持与理解。

目录

第一章 做好准备，迎接宝宝的到来

孕期控体重，宝宝健康来 ·· 14

  合理膳食 ·· 14

  孕期运动 ·· 15

  孕期不同阶段的体重变化 ·· 15

必须做的产检项目 ·· 16

  胎儿颈部透明层厚度（NT） ·· 16

  唐筛 vs 糖筛 ·· 16

  大排畸 vs 小排畸 ·· 17

  骨盆检测 ·· 17

胎教方式种类多 ·· 18

  语言胎教 ·· 18

  饮食胎教 ·· 18

  音乐胎教 ·· 19

  美术胎教 ·· 19

  旅行胎教 ·· 19

你需要提前了解的育儿知识 ·· 20

  控制室温和湿度 ·· 20

  宝宝每天睡多久 ·· 20

  多久给宝宝喂一次奶 ·· 21

  宝宝为什么会哭 ·· 21

  学会自己带娃 ·· 21

育儿课堂：隔代育儿观念大 PK ·· 22

  隔代育儿产生分歧的原因 ·· 22

  朝虹老师说案例 ·· 24

  面对分歧，你应当这样做 ·· 25

第二章 新生儿（0~29 天）

PART1 新生儿发育家庭测评方法 ·· 28

  新生儿反射 ·· 28

‖ 视觉能力 ···30
‖ 精细动作能力 ···31
‖ 大运动能力 ···36

PART2　典型发育滞后问题 & 家庭训练方案 ·················40
‖ 家庭训练方案 1：竖抱时头不能对中线怎么办 ·············40
‖ 家庭训练方案 2：如何提高宝宝专注度 ·····················41
‖ 家庭训练方案 3：宝宝小手抓握能力不强怎么办 ·············42
‖ 家庭训练方案 4：扶抱时，宝宝站不稳怎么办 ···············43

PART3　朝虹老师教你怎么养孩子 ·························44
‖ 为啥你的宝宝测评指标弱 ···································44
‖ 自然养育的方法 ···45

育儿课堂：这些误区你有吗 ·······························46
‖ 误区 1：宝宝长大了自然什么都会了 ························46
‖ 误区 2：延迟满足会让宝宝感到焦虑 ·······················47

第 二 章 1 月龄（30~59天）

PART1　1 月龄宝宝发育家庭测评方法 ·····················50
‖ 运动反射 ···50
‖ 视觉能力 ···51
‖ 听觉能力 ···52
‖ 大运动能力 ···53

PART2　典型发育滞后问题 & 家庭训练方案 ·················56
‖ 家庭训练方案 1：双手不能张开抓毛巾怎么办 ···············56
‖ 家庭训练方案 2：不能顺利从侧卧到仰卧怎么办 ·············57

PART3　朝虹老师教你怎么养孩子 ·························58
‖ 为啥你的宝宝测评指标弱 ···································58
‖ 自然养育的方法 ···59

育儿课堂：精细动作和大运动练习 ·························60
‖ 对宝宝成长的远期影响 ·····································60
‖ 激活宝宝能力的方式很重要 ·································61

❤❤❤ 第四章 2 月龄（60~89 天）

PART1　2 月龄宝宝发育家庭测评方法 ················· ,·············· 64
　　♥ 视觉能力 ························· 64
　　♥ 大运动能力 ························· 67

PART2　典型发育滞后问题 & 家庭训练方案 ················· 73
　　♥ 家庭训练方案 1：宝宝追视能力差怎么办 ················· 73
　　♥ 家庭训练方案 2：宝宝的头不能保持中线怎么办 ················· 74

PART3　朝虹老师教你怎么养孩子 ················· 75
　　♥ 为啥你的宝宝测评指标弱 ················· 75
　　♥ 自然养育的方法 ················· 76

育儿课堂：宝宝太小听不懂？错！ ················· 77
　　♥ 宝宝的听力早已具备 ················· 77
　　♥ 不是听不懂，而是说得少 ················· 77
　　♥ 语言环境很重要 ················· 77

❤❤❤ 第五章 3 月龄（90~119 天）

PART1　3 月龄宝宝发育家庭测评方法 ················· 80
　　♥ 精细动作能力 ················· 80
　　♥ 大运动能力 ················· 83

PART2　典型发育滞后问题 & 家庭训练方案 ················· 86
　　♥ 家庭训练方案 1：宝宝拿到小沙锤没反应怎么办 ················· 86
　　♥ 家庭训练方案 2：无视家长拿来的小沙锤怎么办 ················· 87
　　♥ 家庭训练方案 3：宝宝颈背肌力量较弱怎么办 ················· 88

PART3　朝虹老师教你怎么养孩子 ················· 89
　　♥ 为啥你的宝宝测评指标弱 ················· 89
　　♥ 自然养育的方法 ················· 90

育儿课堂：过度保护限制成长 ················· 91
　　♥ 过度保护是家长的心病 ················· 91
　　♥ 要给宝宝创造安全的环境 ················· 91

第六章 4月龄（120~149天）

PART1　4月龄宝宝发育家庭测评方法 ················· 94
　　运动反射 ··· 94
　　精细动作能力 ··· 95
　　大运动能力 ··· 97

PART2　典型发育滞后问题 & 家庭训练方案 ····· 102
　　家庭训练方案1：宝宝不主动够小沙锤怎么办 ·········· 102
　　家庭训练方案2：宝宝坐位头对中线能力较弱怎么办 ···· 103
　　家庭训练方案3：宝宝够小沙锤时不会侧翻身怎么办 ···· 104
　　家庭训练方案4：宝宝不去够悬吊玩具怎么办 ············ 105
　　家庭训练方案5：宝宝双手指尖相触时间短怎么办 ······ 106

PART3　朝虹老师教你怎么养孩子 ····················· 107
　　为啥你的宝宝测评指标弱 ······························· 107
　　自然养育的方法 ··· 108

育儿课堂：如何跟宝宝碎碎念 ·························· 109
　　碎碎念的时间 ··· 109
　　碎碎念的内容 ··· 109

第七章 5月龄（150~179天）

PART1　5月龄宝宝发育家庭测评方法 ················· 112
　　精细动作能力 ··· 112
　　大运动能力 ··· 115

PART2　典型发育滞后问题 & 家庭训练方案 ····· 118
　　家庭训练方案1：宝宝缺乏探索欲怎么办 ··············· 118
　　家庭训练方案2：宝宝不去主动拿积木怎么办 ··········· 119
　　家庭训练方案3：水平悬空托起能力较弱怎么办 ········· 120
　　家庭训练方案4：宝宝双手支撑不能保持平衡怎么办 ····· 121
　　家庭训练方案5：宝宝仰卧时双腿无法抬起怎么办 ······· 122

PART3　朝虹老师教你怎么养孩子 ····················· 123
　　为啥你的宝宝测评指标弱 ······························· 123
　　自然养育的方法 ··· 124

育儿课堂：如何看待保姆照顾宝宝······125
　　明确保姆的角色定位······125
　　家长应该亲自养育宝宝······125

第八章　6月龄（180~209天）

PART1　6月龄宝宝发育家庭测评方法······128
　　精细动作能力······128
　　大运动能力······130

PART2　典型发育滞后问题 & 家庭训练方案······138
　　家庭训练方案1：宝宝拿到玩具总往嘴里送怎么办······138
　　家庭训练方案2：屈体时宝宝双腿无法抬起怎么办······139
　　家庭训练方案3：宝宝的手支撑力量弱怎么办······140

PART3　朝虹老师教你怎么养孩子······141
　　为啥你的宝宝测评指标弱······141
　　自然养育的方法······142

育儿课堂：如何更换主要养育人······143
　　更换主要养育人的合适时机······143
　　如何帮助宝宝尽快适应新的养育人······143

第九章　7月龄（210~239天）

PART1　7月龄宝宝发育家庭测评方法······146
　　精细动作能力······146
　　大运动能力······150

PART2　典型发育滞后问题 & 家庭训练方案······155
　　家庭训练方案1：宝宝不会用手指拿积木怎么办······155
　　家庭训练方案2：宝宝不会换手传积木怎么办······156
　　家庭训练方案3：宝宝独坐玩玩具时身体倾斜怎么办······157

PART3　朝虹老师教你怎么养孩子······158
　　为啥你的宝宝测评指标弱······158
　　自然养育的方法······159

育儿课堂：宝宝自己玩家长该干预吗 160

　◎ 家长干预度与宝宝月龄大小有关 160

　◎ 家长干预有技巧 161

第十章　8月龄（240~269天）

PART1　8月龄宝宝发育家庭测评方法 164

　◎ 精细动作能力 164

　◎ 大运动能力 168

PART2　典型发育滞后问题 & 家庭训练方案 170

　◎ 家庭训练方案 1：宝宝不能顺利拿起小食丸怎么办 170

　◎ 家庭训练方案 2：宝宝不能把纸揉皱怎么办 171

　◎ 家庭训练方案 3：宝宝不去戳木钉板的小洞怎么办 172

　◎ 家庭训练方案 4：宝宝匍匐爬行距离较短怎么办 173

PART3　朝虹老师教你怎么养孩子 174

　◎ 为啥你的宝宝测评指标弱 174

　◎ 自然养育的方法 175

育儿课堂：不说话和宝宝的社会适应性有关 177

　◎ 宝宝的社会适应性为啥较弱 177

　◎ 走出小圈子，走进社会中 177

第十一章　9月龄（270~299天）

PART1　9月龄宝宝发育家庭测评方法 180

　◎ 精细动作能力 180

　◎ 大运动能力 182

PART2　典型发育滞后问题 & 家庭训练方案 187

　◎ 家庭训练方案 1：宝宝手膝支撑动作不标准怎么办 187

　◎ 家庭训练方案 2：宝宝爬行时上下肢不协调怎么办 188

PART3　朝虹老师教你怎么养孩子 189

　◎ 为啥你的宝宝测评指标弱 189

　◎ 自然养育的方法 190

育儿课堂：手机真的是"育儿神器"吗 ················191
  ♥ "屏幕暴露"是宝宝成长的绊脚石 ···············191
  ♥ 家长应该暂时放下手机 ····················191

第十二章 10月龄（300~329天）

PART1　10月龄宝宝发育家庭测评方法 ·············194
  ♥ 精细动作能力 ·······················194
  ♥ 大运动能力 ························198
PART2　典型发育滞后问题 & 家庭训练方案 ··········206
  ♥ 家庭训练方案1：宝宝不会同时拿住三块积木怎么办 ·······206
  ♥ 家庭训练方案2：宝宝扶物站起能力偏弱怎么办 ·········207
  ♥ 家庭训练方案3：宝宝弹跳能力较弱怎么办 ···········208
  ♥ 家庭训练方案4：宝宝不敢侧向迈步怎么办 ···········209
PART3　朝虹老师教你怎么养孩子 ···············210
  ♥ 为啥你的宝宝测评指标弱 ··················210
  ♥ 自然养育的方法 ·······················211
育儿课堂：宝宝不说话是得孤独症了吗 ·············213
  ♥ 孤独症倾向的表现 ·····················213
  ♥ 通过互动纠正宝宝行为 ···················213

第十三章 11月龄（330~359天）

PART1　11月龄宝宝发育家庭测评方法 ·············216
  ♥ 精细动作能力 ·······················216
  ♥ 大运动能力 ························221
PART2　典型发育滞后问题 & 家庭训练方案 ··········224
  ♥ 家庭训练方案1：宝宝手指不灵活怎么办 ···········224
  ♥ 家庭训练方案2：怎样培养宝宝做事的顺序性 ········225
  ♥ 家庭训练方案3：家长不要照顾得太精细 ···········226
  ♥ 家庭训练方案4：鼓励宝宝迈出第一步 ············227
PART3　朝虹老师教你怎么养孩子 ···············228

为啥你的宝宝测评指标弱 ··· 228

自然养育的方法 ·· 229

育儿课堂：什么时候再次怀孕最合适 ···························· 230

从妈妈的角度考虑 ·· 230

从宝宝的角度考虑 ·· 231

第十四章 12月龄（360~389天）

PART1　12月龄宝宝发育家庭测评方法 ·························· 234

精细动作能力 ·· 234

大运动能力 ·· 241

PART2　典型发育滞后问题 & 家庭训练方案 ·················· 245

家庭训练方案 1：怎样培养宝宝的观察能力 ·············· 245

家庭训练方案 2：认识搅动小勺动作的重要性 ·············· 246

家庭训练方案 3：怎样提高宝宝的匹配能力 ·············· 247

家庭训练方案 4：宝宝牵手走的距离较短怎么办 ············ 248

PART3　朝虹老师教你怎么养孩子 ···························· 249

为啥你的宝宝测评指标弱 ·· 249

自然养育的方法 ·· 250

育儿课堂：如何平衡宝宝们之间的关系 ···························· 251

不要一味地叫大宝宝谦让 ·· 251

让大宝宝参与小宝宝的成长 ·· 251

附录 0~12月龄宝宝身长体重参考范围

0~12 月龄男宝宝身长变化 ············ 252

0~12 月龄女宝宝身长变化 ············ 253

0~12 月龄男宝宝体重变化 ············ 254

0~12 月龄女宝宝体重变化 ············ 255

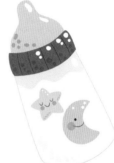

第一章
做好准备，迎接宝宝的到来

　　新生命的诞生，会给每一个家庭带来无尽的喜悦。宝宝是父母生命的延续、爱的结晶。在孕期，除了关心孕妈妈和胎宝宝的身体健康，家长们还会讨论这些问题：如何养育刚出生的宝宝？宝宝由谁来带？和长辈的育儿观念有冲突该怎么解决？什么样的育儿观念才算正确？每一位家长都应当了解科学的育儿知识，做好身心准备，和宝宝共同成长。

孕期控体重，宝宝健康来

老人们常希望抱个"大胖小子"，然而胎宝宝并非越重越健康。胎重过重造成巨大儿，会影响顺产，影响宝宝的糖代谢能力、身体素质甚至智力。正常足月出生的新生儿体重范围是 2.9~3.4 千克，孕妈妈可以通过合理的饮食、体育锻炼来控制自己和胎宝宝的体重。

合理膳食

由于各地风俗、饮食习惯不同，关于孕期饮食，我们经常听到"怀孕不能吃这""怀孕不能吃那"的说法，其实，除了生食或半生的食物、烟、酒，以及孕期禁用的药物，各类食物孕妈妈都可以适量摄入。但是，为了保证孕妈妈身体健康、胎宝宝正常发育，孕期一定要注意保证饮食均衡，充分摄入各类营养。

胎宝宝生长发育所需的营养均需要通过母体来吸收，孕妈妈应该补充足量的叶酸、优质蛋白质、钙、铁等营养素，有些孕妈妈会遇到孕期便秘的问题，还需要补充大量的膳食纤维。时令蔬果、谷物杂粮，适量的肉、蛋、奶类，新鲜的鱼类、动物肝脏等，都是各类营养素的来源，为了自己和胎宝宝的健康，孕妈妈可不要偏食呀！

另外，孕妈妈应该减少高脂肪、高糖食物的摄入，有助于降低孕期糖尿病等疾病的发病概率，避免巨大儿的发生。

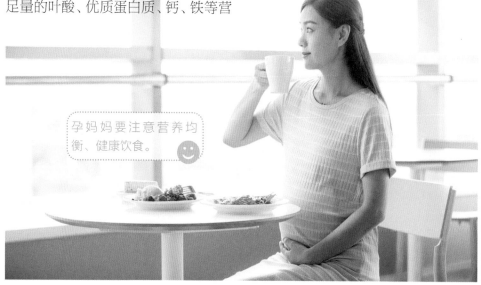

孕妈妈要注意营养均衡、健康饮食。 :)

孕期运动

怀孕并不代表要一味地休息，孕期适当运动有助于孕妈妈增强血液循环，改善睡眠质量，增强食欲，缓解腰酸背痛、水肿、便秘，同时也有利于孕妈妈控制体重和胎宝宝的胎重，为顺产创造有利条件。

孕期运动以中等强度的有氧运动为宜，如散步、快走、孕妇体操，有基础的孕妈妈还可以游泳或在专业老师的指导下做孕期瑜伽。孕妈妈在运动时一定要循序渐进，自己感到舒适即可。

需要注意的是，孕早期和孕晚期应当避免强烈运动，以免引起流产或早产。

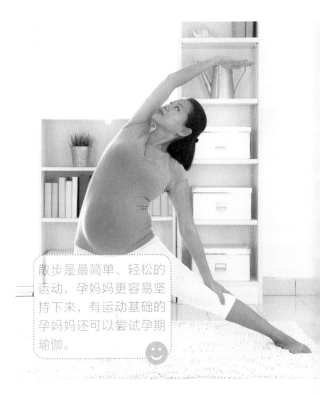

散步是最简单、轻松的运动，孕妈妈更容易坚持下来，有运动基础的孕妈妈还可以尝试孕期瑜伽。

孕期不同阶段的体重变化

孕期阶段	孕妈妈增重	胎宝宝体重	注意事项
孕早期（孕1~3月）	1~1.2千克	3~8克	清淡适口、少食多餐，适当补充B族维生素缓解早孕反应
孕中期（孕4~7月）	平均每周增重0.5千克	到孕7月可达1.1~1.3千克	注意营养均衡，每天摄入奶200毫升，肉类不低于120克；健康的孕妈妈每天应进行不少于30分钟中等强度的运动
孕晚期（孕8~10月）	每周增重不超过0.5千克	到出生前可达2.9~3.4千克	可将每天进食总量分成4~6餐，避免一次进食过多造成血糖快速升高；餐后可散步20~30分钟，舒适为宜

必须做的产检项目

产检是保障孕妈妈和胎宝宝健康、安全必不可少的检查项目。一般情况下，孕妈妈会在孕3月（孕12周左右）进行第一次产检，之后需要根据医生指导和自己的实际情况，在规定孕周进行相应的检查。

胎儿颈部透明层厚度（NT）

超声检查胎宝宝颈后皮下积液厚度，正常厚度范围在2.5毫米以下，若超过2.5毫米，数值越大，胎宝宝染色体异常风险越高，越有可能畸形，在后期的产检中越需要注意对胎宝宝畸形的筛查。

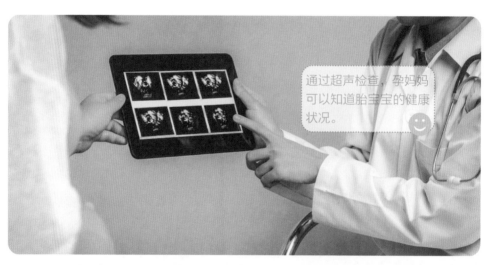

通过超声检查，孕妈妈可以知道胎宝宝的健康状况。

唐筛 vs 糖筛

唐筛指唐氏综合征产前筛选检查，一般在孕11~13周进行。通过化验血清，结合孕妈妈的年龄、体重、孕周等因素，来判断胎宝宝患唐氏综合征、神经管缺陷的发病概率。如果检查结果显示胎宝宝患唐氏综合征的危险系数较高，孕妈妈就需要进一步做羊膜穿刺检查或绒毛检查。

糖筛指妊娠期糖尿病检查，一般在孕24~26周进行。妊娠糖尿病会严重威胁孕妈妈和胎宝宝的生命安全，如果孕妈妈血糖异常，一定要高度重视，调节饮食，配合适当的体育锻炼，控制血糖。

大排畸 vs 小排畸

在产检中，除了常规的血压、体重、宫高、腹围等检查，最重要的检查项目之一就是 B 超检查胎宝宝是否畸形。那么，你知道什么是大排畸和小排畸吗？让我们通过下面的表格来了解一下。

异同点		大排畸	小排畸
相同		通过三维彩超或四维彩超检查	
不同	检查时间	孕中期（孕 20~24 周）	孕晚期（孕 32~34 周）
	检查项目	可检出无脑儿、严重脑膨出、开放性脊柱裂、严重的胸及腹壁缺损内脏外翻、单腔心、严重的软骨发育不全等	给大排畸查漏补缺，并检查胎宝宝发育是否与孕周相符、胎宝宝是否有生长受限，同时检查羊水质量、脐带功能及是否有脐带绕颈等
	检出率	大排畸的检出率更高	

当然，B 超检查不是万能的，胎宝宝的一些疾病，如皮肤问题、神经系统问题、代谢问题，可能无法检测出来。因此，孕妈妈需要格外重视健康生活习惯的养成，合理的饮食、适当的运动、良好的心态永远是孕育健康宝宝的重要条件。

骨盆检测

骨盆是胎宝宝娩出时的必经通道，骨盆的大小、形态是否异常，与胎宝宝能否顺利娩出密切相关。通常建议孕妈妈从孕 37 周起每周做一次骨盆检测，初次怀孕及有难产史的孕妈妈在初次产检时均应该做骨盆检测。

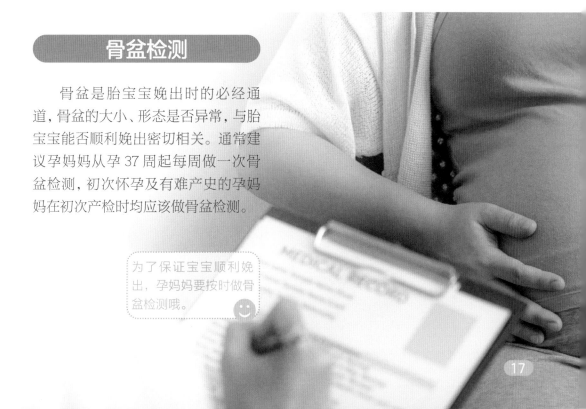

为了保证宝宝顺利娩出，孕妈妈要按时做骨盆检测哦。

胎教方式种类多

孕妈妈的情绪、思维、行动可以直接影响胎宝宝的身体和精神发育，为了给胎宝宝良性的影响，让他感受到来自家庭的爱与温暖，准爸爸、孕妈妈应当认真给胎宝宝做胎教。

语言胎教

语言胎教是最基本的胎教方式，能够促进胎宝宝的大脑发育。准爸爸、孕妈妈可以给胎宝宝取个乳名，一边轻柔地抚摸孕肚，一边告诉他自己的心情、今天发生的趣事、自己期待他的到来，也可以给他读童话故事，让他熟悉爸爸妈妈的声音，等他出生后，爸爸妈妈的声音可以给他带来强烈的安全感，哭闹时可以更容易被安抚下来。

饮食胎教

健康的饮食不但是孕期所需要的各种营养素的重要来源，也是胎教的一部分。孕妈妈根据怀孕周数调整热量、维生素、各种矿物质等营养素的摄入量，有利于保证自己和胎宝宝的身体健康。胎宝宝可以感受到孕妈妈的情绪，美味的食物给孕妈妈带来的好心情也会对胎宝宝的精神发育产生重要影响。胎宝宝可以通过羊水感受到孕妈妈的饮食变化，有研究表明，孕妈妈采取多样化饮食，宝宝出生后更不容易偏食。

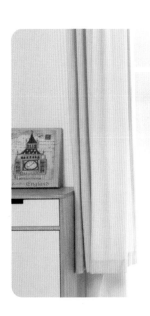
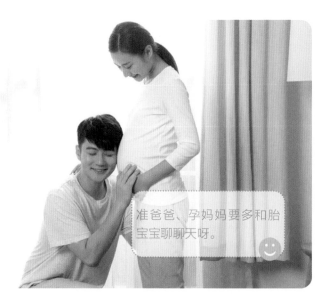

准爸爸、孕妈妈要多和胎宝宝聊聊天呀。

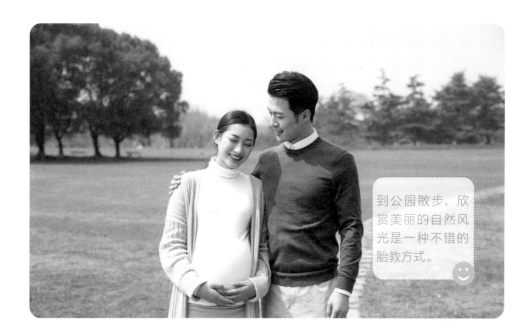

到公园散步，欣赏美丽的自然风光是一种不错的胎教方式。

音乐胎教

舒缓的音乐，大自然的风声、水声、鸟啼虫鸣，有助于孕妈妈保持心情舒畅、缓解孕期焦虑，同时能够促进胎宝宝大脑发育、维持其情绪稳定；喜欢唱歌的孕妈妈还可以自己给胎宝宝唱童谣，增进亲子感情。宝宝出生之后继续给他听胎教音乐，可以起到很好的安抚效果。

需要注意的是，音乐胎教应当因人而异，孕妈妈要选择自己喜欢的音乐类型，强迫听不喜欢的音乐会造成心理负担，对自己的健康、胎宝宝的成长都不利。

美术胎教

优美的画作、文艺风的电影、美丽的自然风光同样可以使孕妈妈保持良好的心情，孕妈妈可以参观展览、看电影、到公园散步或翻阅画册、浏览网络图片，自己接受艺术熏陶的同时，也让胎宝宝感受到你平和的心境。动手能力强的孕妈妈也可以选择画画或做一本孕期手账，将自己的心情分享给胎宝宝。

旅行胎教

旅行给人带来的新鲜感和幸福感，可以帮助孕妈妈缓解焦虑、放松心情，孕中期胎宝宝情况稳定，准爸爸和孕妈妈可以进行一次旅行。旅行前需要做好计划，选择孕妈妈喜欢的地点，安全、便利的交通方式，提前了解当地的医院位置，带好医保卡、产检手册等必需品，并选择符合孕妈妈口味的餐厅。

你需要提前了解的育儿知识

宝宝出生后，在享受新家庭成员带来的幸福的同时，新手爸爸、妈妈也会因为不知道如何更好地照顾宝宝而困惑。为了避免宝宝出生之后手忙脚乱，在孕期，你需要提前了解1月龄内常用的育儿知识。宝宝满1月龄后，家长应当带他去医院进行全面检查，并根据医生的指导调整育儿方式。

控制室温和湿度

新生儿皮肤娇嫩、脆弱，为了避免宝宝因环境变化产生不适，室内温度、湿度应保持恒定，一般情况下，建议室温保持在24~26℃，湿度保持在50%，注意开窗通风。夏季天气过于炎热时可以开空调降温，但要注意不要让空调直吹宝宝；冬季要注意保暖，避免宝宝因温度变化生病。

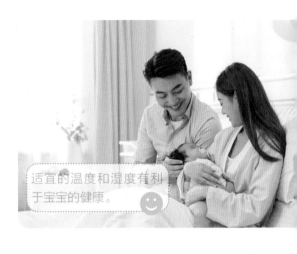

适宜的温度和湿度有利于宝宝的健康。☺

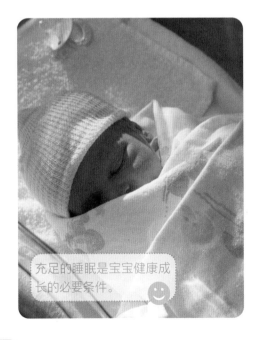

充足的睡眠是宝宝健康成长的必要条件。☺

宝宝每天睡多久

新生儿的大脑发育尚未完善，需要大量的睡眠来保证身体的正常发育。一般情况下，刚出生的宝宝每天睡眠总时长可达到21~22小时，随着月龄的增加，睡眠时长会相应缩短。如果新生儿睡不安稳，常常惊醒、哭闹，家长应当重视起来，及时带宝宝到医院检查，有针对性地治疗。

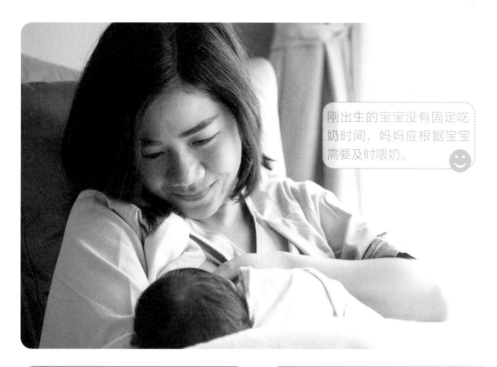

刚出生的宝宝没有固定吃奶时间，妈妈应根据宝宝需要及时喂奶。☺

多久给宝宝喂一次奶

新生儿没有固定的喂奶时间，宝宝饿了妈妈就要及时喂奶，这时宝宝的消化系统尚未健全，应该少食多餐。通常，刚出生3~4天的宝宝白天需要喂8次左右，夜间可能需要多次喂奶。宝宝一天天长大，会逐渐形成昼夜规律，吃奶次数、时间也会规律起来。

宝宝为什么会哭

在学会说话之前，宝宝会通过哭声向家长表达自己的需求和情绪，饥饿、排便、排尿后不舒服，温度、环境变化后感到不适应，蚊虫叮咬，生病等都是宝宝哭闹的原因。除此之外，宝宝哭闹可能是想让你陪他玩一会儿，这时，家长可以陪宝宝做俯卧位头胸抬起练习（详见 P33）。

学会自己带娃

分娩消耗了妈妈大量的体力，月子期间，妈妈身体虚弱、精力不足，往往需要请长辈或月嫂和自己一起照顾宝宝。但无论是长辈还是月嫂，在照看宝宝的过程中都应该是辅助角色，爸爸妈妈应当学会自己照顾宝宝。

没有谁天生就会带娃，养育宝宝是爸爸妈妈陪着宝宝共同学习、成长的过程。通过每天的相处、陪伴，你和宝宝会越来越默契，你会越来越了解宝宝的每一声啼哭、每一个动作向你传达的需求和情绪，亲子关系也会越来越亲密。宝宝一点一滴的变化将会成为全家人独一无二的美好回忆。

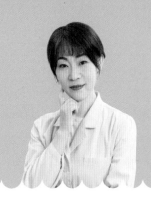

育儿课堂

隔代育儿观念大 PK

电视剧《安家》中有这样一个片段：妇产科专家宫蓓蓓看到自己的孩子一边用平板电脑看动画片，一边让爷爷喂饭吃。宫蓓蓓用科学观念劝说爷爷让孩子自己吃饭，爷爷却认为年轻人对孩子没耐心。宫蓓蓓气急抢了孩子的平板电脑，孩子号啕大哭，而她的丈夫却说："本来爷爷奶奶带得挺好的，你一插手全乱了。"家庭战争瞬间爆发。

剧情似乎略有夸张，但也的确反映了当代家庭的"育儿之战"。部分女性在孕期已经开始面对这类分歧，例如某位奥运冠军因被婆婆逼着吃肥肉上了热搜，婆婆坚持认为宝宝需要营养，但肥肉的味道却令孕妈妈不适。

其实，无论哪种育儿观念，共同的出发点都是家长对宝宝的爱，因此，在孕期，家庭成员之间就需要充分沟通日后的育儿问题。

隔代育儿产生分歧的原因

当今社会，很多 80 后、90 后的年轻人因为工作繁忙将宝宝托付给长辈照顾，隔代育儿的分歧也因此暴露。产生分歧的主要原因有哪些呢？让我们一起来看一下。

长辈体力跟不上

由于年轻人选择晚婚晚育，长辈们的年龄也相对较大，体力往往跟不上。照顾年幼的宝宝，除了饮食起居，还必须时刻集中精神保证宝宝的安全、关注他的健康，非常耗费精力。长辈们因为太过疲劳，心有余而力不足，久而久之便忽略了对宝宝的运动训练和基础教育。

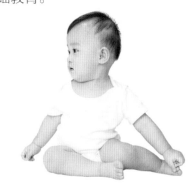

长辈育儿一把抓

与前一种情况相反，有的爷爷奶奶、外公外婆觉得儿女工作辛苦需要休息、儿女没有照顾宝宝的经验，或者认为年轻人对宝宝没有足够的耐心，于是在照顾宝宝的事上"独揽大权"。长辈这种"一把抓"式的育儿方式让爸爸妈妈很难参与到照顾宝宝的过程中，学习到的一些新的育儿理念不能有效地和长辈分享、实践，分歧也因此产生。

都是代沟惹的祸

随着科技水平的提高，信息更新、传播速度越来越快，当代年轻爸爸妈妈更倾向于通过微博、微信公众号、短视频等时尚、便捷的渠道获取信息，了解时下最新的育儿观念；爷爷奶奶、外公外婆通常更偏向于沿用自己养育儿女的经验，认为老一辈人口口相传的方法实用性更强。两代人观念发生冲突时，如果处理方式不恰当，很可能会引发家庭矛盾。

溺爱宝宝要不得

俗话说"隔辈亲"，面对可爱的宝宝，爷爷奶奶、外公外婆会格外疼爱，怕宝宝饿着、累着，舍不得宝宝因为一点委屈哭泣，"含在嘴里怕化了，捧在手里怕摔了"的说法可以说一点都不夸张。为了不让宝宝受委屈，但凡宝宝有一点要哭闹的苗头，长辈就会马上满足宝宝的要求。这样的溺爱对宝宝身心健康都不利，不值得提倡。

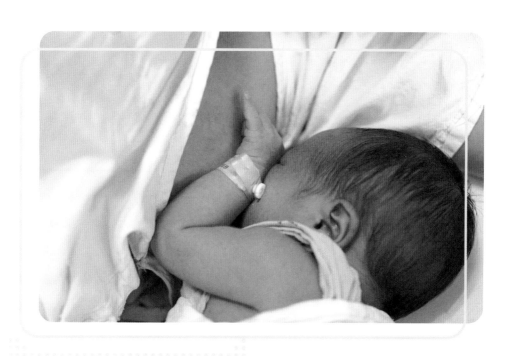

隔代育儿观念不同，不但会破坏整个家庭的和谐氛围，更会对宝宝的身心健康造成不良影响。那么，隔代育儿观念不同究竟会对宝宝的成长造成哪些危害呢？朝虹老师将通过下面两个案例告诉你。

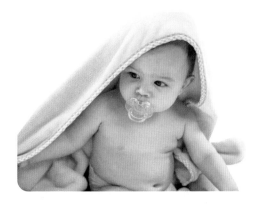

案例一：宝宝需要亲自教

张先生是个忙碌的上班族，难得休息陪陪宝宝，却把手机给宝宝让他看动画片，自己在旁边玩游戏。奶奶让张先生跟宝宝一起玩、教他学一些简单的东西，张先生却说："妈，您不懂，现在手机上教的东西更多。"奶奶无法说服张先生，然而时间久了，宝宝的学习能力却越来越弱，自律性越来越差，专注度也越来越低。张先生后悔不已。

朝虹老师答疑 ┈┈┈┈┈┈

教养宝宝要自己亲自教，比如教宝宝什么是一支笔，笔帽为什么要盖在笔上，在这个过程中，家长和宝宝的互动、情感的沟通、人与人之间关系的建立是手机无法替代的。

案例二：宝宝虽小，也要适应社会

赵女士每天下班回家要问的第一件事就是："妈，今天带宝宝出去玩了吗？"外婆却总是担心宝宝太小，吹风生病了怎么办、磕着碰着了怎么办，不愿意带宝宝到外面玩。宝宝慢慢长大，越来越"认生"，见到不熟悉的人就会哭闹不止。

朝虹老师答疑 ┈┈┈┈┈┈

宝宝习惯了封闭的育儿环境，来到室外、见到陌生人就会有抵触情绪，开始排外。走向社会是每个人必须经历的过程，赵女士应该跟长辈好好沟通，多带宝宝参加室外活动、鼓励他和新朋友接触，更好地适应新环境。

育儿方法并不存在新潮与落后之分，只要对宝宝身心健康有益，且行之有效，就都是科学、实用的好方法。其实，在日常生活中，两代人之间因为观念不同存在分歧在所难免，这时，年轻的爸爸妈妈不要对长辈产生对立情绪，平心静气地沟通、保证家庭的和睦，让宝宝在爱里成长才是我们的初心。

参与其中，共同带娃

前文我们提到过，养育宝宝是爸爸妈妈陪着宝宝共同学习、成长的过程，年轻的爸爸妈妈应当参与到宝宝的成长中，不能以工作忙为理由，将宝宝完全交给长辈。如果长辈心有余力不足，不要强迫他们给宝宝做运动练习和早教，这些可以在下班之后自己陪宝宝完成。要体谅长辈年龄渐长身体疲劳，并感谢他们对宝宝的付出，你对长辈的感恩也会潜移默化地影响宝宝，教他拥有一颗感恩之心。

取长补短，与时俱进

社会不断发展、进步，人的观念随时都在更新，育儿观念也应当是与时俱进的。年轻的爸爸妈妈通过现代媒体了解到新的育儿观念，可以在日常聊天时分享给长辈，以轻松的方式让他们认识到新观念、新方法对宝宝的益处，而不是在长辈做法与自己期望的不同时争论谁对谁错。同时，年轻的爸爸妈妈也要虚心向长辈学习他们的育儿经验，在交流、讨论和实践中一起陪伴宝宝成长。

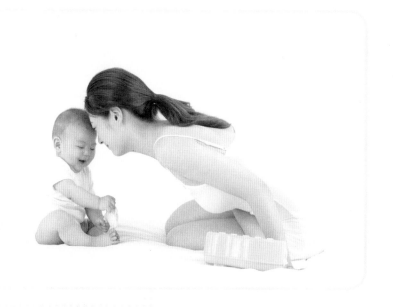

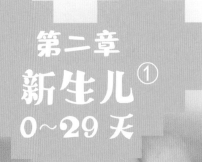

第二章
新生儿①
0~29 天

满月宝宝可以向你卖萌啦！ ☺

新生儿成长指标

性别	体重（千克）	身长（厘米）	头围（厘米）
男宝宝	2.26~4.66	45.2~55.8	33.3~35.7
女宝宝	2.26~4.65	44.7~55.0	32.6~35.2

看视频学测评②

注：①本书中月龄划分以测评实际天数为依据，与日常生活中所说的月龄无关。

②扫描书中二维码进入课程页面后，请点击"目录"菜单，即可看到免费视频。

能力指标

新生儿能够俯卧抬头 45 度，用最可爱的表情看着你，虽然能够持续对视时间不长，但已经足够让你乐开花了。宝宝的各种条件反射也建立起来了，当你用一个手指轻轻触碰他的掌心时，他就会紧紧握住你的手指不松手。爸爸妈妈要多拥抱、爱抚宝宝，抚摩宝宝全身的皮肤，与宝宝说话，促进宝宝的触觉、视觉以及骨骼发育。

新生儿能力测评指标：共计 13 项，每项满分 2 分，总计满分 26 分

能力		测评指标	分值
新生儿反射	1	踏步反射：当宝宝双足背轻轻划过桌边缘、双足接触桌面支撑直立时，会出现自动踏步的动作，有的宝宝可以走一两步，有的宝宝会走很多步，就像散步一样	2
	2	张握反射：刺激宝宝手掌诱发张开小手，可握住家长的手指	2
视觉能力	3 4	追踪红球：宝宝仰卧位时，可追视鼻上方 15~20 厘米距离的小红球，由中线至两侧可转头达到 90 度追踪红球，由两侧转头可以回至中线	2 2
	5	双手扒毛巾：手触碰毛巾，有抓的动作	2
	6	抓握小沙锤：用小沙锤刺激宝宝手掌，可抓住小沙锤	2
精细动作能力	7	俯卧位头胸抬起：当宝宝俯卧位时可以抬头	2
	8	俯卧位时向两侧转头：当宝宝俯卧位时，可以听声向两侧转头	2
	9	双手张开放于桌面上：宝宝双手可以张开放在桌面上	2
	10	仰卧位屈伸双腿：仰卧位屈伸宝宝双下肢，松手后可交替或同时做屈伸运动	2
大运动能力	11	仰卧位屈伸双臂：仰卧位屈伸宝宝双上肢，松手后可交替或同时做屈伸运动	2
	12	竖抱时头对中线：竖抱，宝宝头部保持中线位	2
	13	扶抱时双脚放在桌面上可站立：扶抱宝宝，使双脚放在桌面可负重 3 秒钟	2

PART 1

新生儿发育家庭测评方法

宝宝出生后，掌握一些测评方法，有助于家长了解宝宝生长发育情况。家庭测评从宝宝出生15天起就可以进行了。

新生儿反射

1. 踏步反射①

【测评内容】让宝宝的足底接触一个平面，宝宝会做出迈步的动作

【测评环境】温暖的室内　　　　　【测评工具】床面或桌面②

【测评方法】

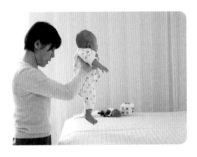 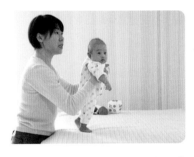

第1步： 家长用双手扶宝宝腋下，将宝宝抱起来，让宝宝面向外，背向家长。

第2步： 把宝宝的双脚划过床面（或者桌面），宝宝的足底平放在床面上，将宝宝稍微向前倾，倾斜过程中宝宝会迈步。

优秀	良好	较弱	特殊情况
宝宝在3秒之内迈出一步，紧跟着迈出第二步，可得满分2分。	如果宝宝只向前迈了一步，3秒之内第二步没有跟着迈出去，可得1分。	在整个过程中，如果宝宝没有向前迈步，得0分。	宝宝不能负重或下肢皮纹不对称，踏步反射就不容易表现出来。

注：①踏步反射是触觉输入，是宝宝日后学走路的一项重要基础，在2~5月龄中可以适当练习，后文不再赘述。

②本书测评中所使用的均为平坦硬实的床面或桌面，后文不再赘述。

2. 张握反射

【测评内容】刺激宝宝的手掌，鼓励他张开小手，握住家长的手指

【测评环境】温暖的室内　　　　【测评工具】家长的手指

【测评方法】

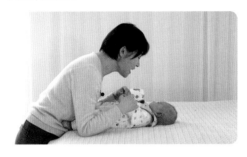 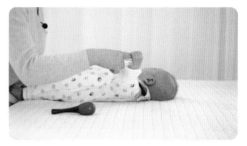

第1步：家长将食指放在宝宝的掌侧，刺激宝宝的手张开。

第2步：家长将手指放在宝宝的手心，宝宝会握住家长的手指，这时可以观察宝宝的握持能力。

优秀	良好		特殊情况
宝宝五指紧紧环绕握住家长的手指，可得满分2分。	宝宝只是松松地握着家长的手指，可得1分。	宝宝手指展开未握住家长手指，得0分。	有的宝宝拳头握得特别紧，通过刺激无法张开小手。个别情况下是和宝宝的双上肢肌张力高有关。

💬 朝虹老师答疑 ⋯⋯⋯⋯⋯⋯⋯⋯⋯⋯⋯⋯⋯⋯⋯⋯⋯⋯⋯⋯⋯⋯⋯⋯⋯⋯⋯⋯⋯

Q1：需要考察宝宝握持的时间吗？握多久才算好？

A1：不用看时间，只要能环绕握紧了就是满分。测评标准就三个：握得紧、握得松和不握。

Q2：怎么判断宝宝握得紧还是松？

A2：这个很好区别，当宝宝的小手握着你的手指时，你感觉是抽不出来的，这就是紧握了。

如果宝宝握得很松，你没有感觉到握力，手指很容易抽出来，就是1分的情况。

3. 追踪红球：由中线至两侧

【测评内容】宝宝仰卧位时，可追视鼻上方 15~20 厘米的红球，由中线至两侧

【测评环境】温暖的室内，床上　　　　　　【测评工具】直径 10 厘米以内的红球

【测评方法】

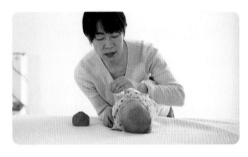

第 1 步：在宝宝完全清醒的状态下，家长先和宝宝目光交流，等宝宝能注视家长后，再看目标红球。

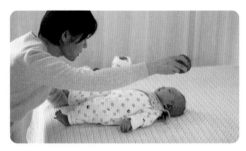

第 2 步：将红球放到宝宝头上方约 20 厘米的距离（15~20 厘米是初生宝宝能看得比较清楚的距离范围）。

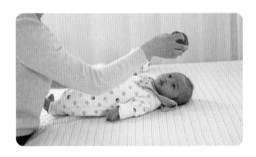

第 3 步：宝宝注视红球后，家长开始移动红球让宝宝追踪。

优秀	良好	较弱
当红球向一侧移动时，宝宝注视着它，跟着球运动的轨迹转头，最大角度是 90 度，可得满分 2 分。	宝宝跟着红球的移动转头，但是达不到 90 度（一侧或两侧），可得 1 分。	如果宝宝不能随着球运动的轨迹跟着转头，得 0 分。

4.追踪红球：由两侧至中线

【测评内容】延续上一项测评，家长继续移动红球

优秀	良好	
当宝宝注视着球，随着球运动的轨迹，头部从刚刚的侧方又回到中线为优秀。	当宝宝向回转头时，没有回到中线，而是回了一半，为良好。	如果宝宝不能随着球运动的轨迹跟着转头为较弱。

精细动作能力

5.双手扒毛巾

【测评内容】让宝宝的手触碰毛巾，有抓的动作

【测评环境】温暖的室内，床上　　　　【测评工具】小毛巾

【测评方法】

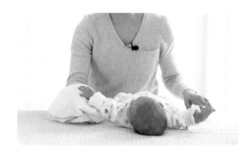 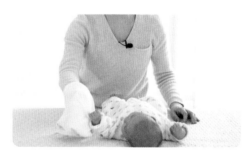

第1步：让宝宝躺在床上，家长拿一块小毛巾，小毛巾可以搭在家长的手上。

第2步：让宝宝的手碰到毛巾，同时观察他是否有抓耙的动作。

优秀	良好		特殊情况
宝宝抓住毛巾，可得满分2分。	宝宝只是抓一抓，没有抓住毛巾，可得1分。	宝宝的手不动，得0分。	有的宝宝肌张力偏高，肢体活动范围受限，在这种情况下，宝宝拳头会更紧握，无法张开手掌。

说明："双手扒毛巾"这项测评在宝宝1月龄时仍然需要继续进行，后文不再赘述。

6. 抓握小沙锤

【测评内容】用小沙锤刺激宝宝的手掌，可以抓住小沙锤

【测评环境】温暖的室内　　　　　**【测评工具】**小沙锤

【测评方法】

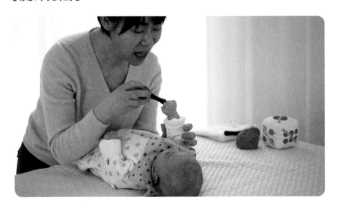

第1步：家长准备一个小沙锤。在宝宝握拳的状态下，用小沙锤轻轻刺激宝宝的手掌。

第2步：用小沙锤刺激手掌的同时，给宝宝口令："宝宝，来拿小沙锤。"同时观察宝宝的反应。

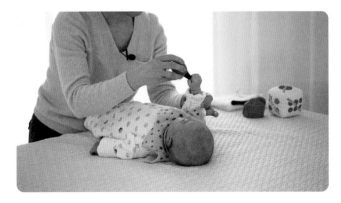

优秀	良好	较弱
宝宝的手打开了，并且把小沙锤抓住，可得满分2分。	宝宝手指触碰小沙锤，但是没有握住小沙锤，可得1分。	宝宝还是紧紧握拳未展开，得0分。

7. 俯卧位头胸抬起

【测评内容】当宝宝俯卧位时可以抬头

【测评环境】温暖的室内，床上　　　　　【测评工具】小沙锤

【测评方法】

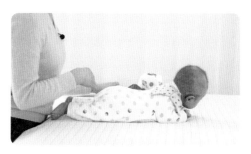 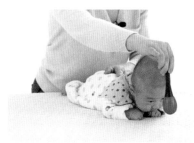

第1步：家长帮宝宝转为俯卧位。先跟宝宝打声招呼，将宝宝的一侧手臂上举至头侧，轻拉对侧手臂至俯卧位。把宝宝的双臂调整好放在他的胸前，起支撑的作用。

第2步：一般情况下宝宝会自动抬头，如果宝宝只是把头侧过来，家长可以用双手在宝宝的后背向下按压施加刺激让宝宝抬头，或是拿小沙锤在宝宝的头前逗引他抬头。

优秀	良好	
宝宝能够抬头，手在胸前支撑抬起45度角，并能维持5秒钟左右，可得满分2分。	宝宝这种抬头的状态下只能维持2~3秒，可得1分。	如果宝宝根本不动，就这么趴着，得0分。

💬 朝虹老师答疑 ··

Q1: 宝宝出生后多久就可以练习抬头了？

A1: 足月出生的宝宝，2周之后就可以练习抬头了。抬头练习能够增强宝宝颈背肌的力量，锻炼宝宝的肺活量。要多给宝宝机会去练习，这样才能促进宝宝的发育。

Q2: 练习时的手法要注意什么？

A2: 用双手在宝宝的后背施加刺激时，要稍微用点劲。有的家长只是在宝宝的后背轻轻摩挲，给宝宝刺激很弱，是起不到作用的。要稍微向下压着给点劲，这样才能帮助宝宝更好地抬头。

8. 俯卧位时向两侧转头

【测评内容】当宝宝俯卧位时，可以听声向两侧转头

【测评环境】温暖的室内，床上 　　　　【测评工具】小沙锤

【测评方法】

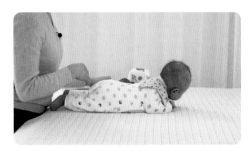 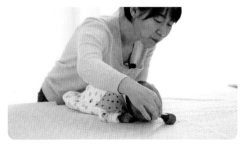

第1步：在上一项测评的基础上，可以继续做俯卧位向两侧转头的测评；如果直接做本项测评，参考前一项，先跟宝宝打个招呼。

第2步：如果宝宝此时是仰卧位，参考上一项测评，帮宝宝翻身至俯卧位。

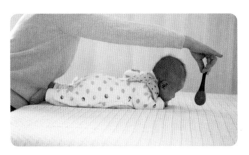

第3步：把宝宝的头转向一侧，家长拿一个小沙锤在宝宝的头后方做声音刺激，让宝宝能够听着声音把头转过来。

优秀	良好	较弱
如果宝宝的头先是转向右侧，那么妈妈可以用小沙锤从左侧给予声音刺激，引导宝宝的头转到声音这侧。待宝宝的头完全转过来了，妈妈再拿着小沙锤从宝宝的右侧给予声音刺激，引导宝宝的头继续转到声音这侧。如果完全转过来了，可得满分2分。	如果宝宝的头从对侧转了一半，没有把头完全转到另外一侧，可得1分。	如果宝宝对声音的刺激没有反应，还是原来的姿势没有动，得0分。

9. 双手张开放于桌面上

【测评内容】宝宝双手可以张开放在桌面上

【测评环境】温暖的室内　　　　【测评工具】桌子

【测评方法】

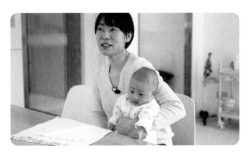

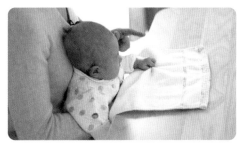

第1步：家长抱宝宝靠桌边坐下，把他的小手轻轻划过桌子边缘，并放在桌面上，观察他的手是张开放的还是握拳放的。

第2步：左右手都要观察。

优秀	良好	
宝宝的双手都是张开放的，可得满分2分。	宝宝双手是握拳放置，或只有一只手张开放置，可得1分。	宝宝没有把手放在桌面上，得0分。

💬 朝虹老师答疑 ┈┈┈┈┈┈┈┈┈┈┈┈┈┈┈┈┈┈┈┈┈┈┈┈┈┈┈┈┈┈┈

Q: 为什么有的宝宝会出现一侧手状态好,另一侧差一些的情况呢?

A: 大部分人习惯用右手,家长在抱宝宝时也会习惯性地让宝宝枕着自己的左臂,这就令宝宝右手被压着,活动较少,而左侧活动较多,受的刺激也更多;有的妈妈习惯喂左侧奶,喂奶时跟宝宝互动,宝宝的左侧发育也就更好。一般情况下如果宝宝的双手差别不大,可以给双手打个平均分,如果一只手什么能力也没有,另一只手能力特别强,则需要家长多关注。

10. 仰卧位屈伸双腿

【测评内容】宝宝呈仰卧位，家长屈伸宝宝双腿，松手后宝宝可以交替或同时做屈腿运动

【测评环境】温暖的室内，床上　　　　　　【测评工具】无

【测评方法】

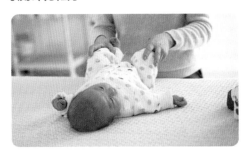
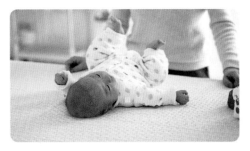

第1步：宝宝仰卧位，家长握着宝宝的小腿，给他做屈伸腿。尽量屈到大腿触腹部，脚后跟触臀部，再牵拉回来。这样屈伸两次，然后放开。

第2步：放开之后要跟宝宝说："宝宝，你自己动一下。"观察宝宝能不能自主出现屈伸的动作。

优秀	良好	较弱
宝宝单侧腿连续屈伸两次，或者两条腿交替出现了屈伸两次的动作，都可得满分2分。	宝宝单侧腿或者两条腿同时出现了屈伸一次的动作，可得1分。	宝宝没有动作，得0分。

💬 朝虹老师答疑 ···

Q: 屈肢动作的出现有时间的要求吗？

A: 如果在1分钟之内宝宝能做出屈伸双腿的动作，就算正常。还有上肢也是同样，不管是上肢还是下肢，都要看宝宝活动的次数，上下肢都观察1分钟。

11. 仰卧位屈伸双臂

【测评内容】宝宝呈仰卧位，家长握住宝宝双手，被动屈伸双臂，松开后双臂交替或同时做屈伸运动

【测评环境】温暖的室内，床上　　　　　【测评工具】无

【测评方法】

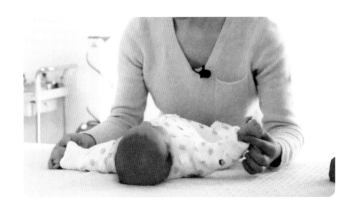

第1步：跟下肢一样，宝宝仰卧时，家长握着宝宝双手，屈伸双上肢。把双手一起拉到胸前（屈），再拉向两侧（伸）。这样屈伸两次，然后放开。

第2步：放开之后要跟宝宝说："宝宝，你自己动一动。"观察宝宝能不能自主出现屈伸的动作。这个观察的时间是1分钟。

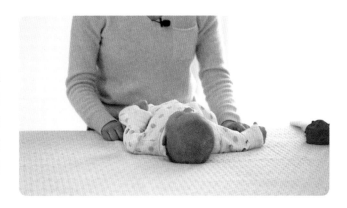

优秀	良好	
宝宝单侧上肢连续屈伸两次，或者双上肢交替屈伸两次运动，都可得满分2分。	宝宝单侧上肢或者双上肢同时出现了屈伸一次的动作，可得1分。	宝宝没有动作，得0分。

12. 竖抱时头对中线

【测评内容】竖着将宝宝抱起来, 一只手托着宝宝的臀部, 另一只手扶着宝宝背部, 宝宝的头部保持中线位靠肩, 但不要给颈部支持

【测评环境】温暖的室内　　　　　【测评工具】无

【测评方法】

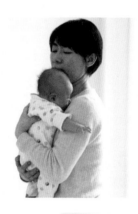

第 1 步: 家长把宝宝竖着抱起来。抱起后, 家长一只手托着宝宝的臀部, 另一只手扶着宝宝的后背, 上下颠三下。

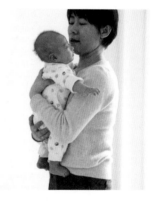

第 2 步: 颠的过程中观察宝宝的头部是否能保持竖直、对中线。

优秀	良好	较弱
要连续颠两次, 如果两次宝宝的头都能保持竖直、对中线位, 即为优秀。如果颠了两次, 其中有一次比较软, 有点后仰, 保持不了平衡, 要颠第三次, 三次中有两次能够保持头对中线, 可得满分 2 分。	如果颠了两次, 其中有一次没有保持平衡, 要颠第三次。如果第三遍还是后仰或者前倾, 没有保持平衡状态, 就得 1 分。最多颠 3 次。	如果每一次, 也就是三次都是低头或者后仰的状态, 保持不了头控能力。得 0 分。

13. 扶抱时双脚放在桌面可站立

【测评内容】扶抱宝宝，将宝宝的双脚放在桌面上，可以负重3秒钟

【测评环境】温暖的室内 　　　【测评工具】桌子

【测评方法】

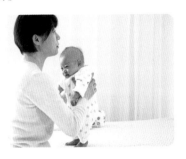 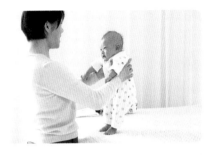

第1步：家长扶着宝宝的腋下，将宝宝的双脚放在桌面上。

第2步：观察宝宝的双脚是否能平放到桌面上，同时观察宝宝的膝关节状态。

优秀	良好	
如果宝宝的双脚能平放在桌面上，能支撑、维持他的体重，也就是妈妈不用特别费劲地扶着他，宝宝就可以支撑，妈妈稍微松一下宝宝也不会倒，这个状态能维持3秒钟，可得满分2分。	如果宝宝的双脚呈现的是足尖位，但也能维持1~2秒，可得1分。	如果宝宝在扶站的过程中，呈现的是不能负重的状态，也就是屈膝的、蹲下去了，或者拧来拧去，得0分。

💬 **朝虹老师答疑** ┈┈┈┈┈┈┈┈┈┈┈┈┈┈┈┈┈┈┈┈┈┈┈┈┈┈┈┈┈┈┈┈┈┈

Q: 这个测评主要考察宝宝的什么能力？

A: 主要考察宝宝扶抱负重的能力。最好的状态是整个足底能够放在桌面上，站立状态能维持3秒钟，部分宝宝皮纹不对称，个别宝宝双腿不一样长，可能和髋关节发育不良有关，也会表现出不能负重。

典型发育滞后问题 & 家庭训练方案

以下发育滞后的情况在新生儿中是比较常见的。如果发现宝宝有这些现象，家长需要格外重视。可以按照书中讲解的内容在家中加强对宝宝的发育训练。

家庭训练方案 1：竖抱时头不能对中线怎么办

竖抱后，宝宝头对中线能力较差

【专家分析原因】

这和宝宝缺少俯卧抬头练习有关系。有的家长认为宝宝太小了，不敢动、不敢碰。长时间让宝宝躺在床上，缺少运动刺激。还有的家长长时间把宝宝抱在怀里，也没有给宝宝俯卧抬头的机会。

【家庭训练方案】

要加强俯卧位头胸抬起练习，具体方法见 P33。不要担心伤到宝宝，其实宝宝比你想象的强大多了。不敢动宝宝其实是家长心理上难以突破的一关，是需要从0到1开始的过程。多和宝宝互动，多让宝宝锻炼，宝宝会带给你们很多惊喜！同时要在家中加强俯卧抬头的练习。

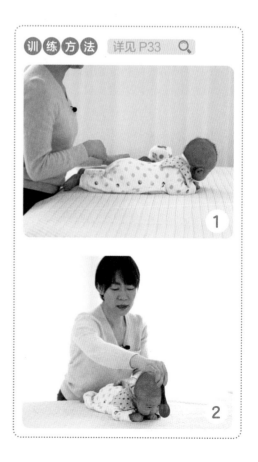

训练方法 详见 P33

宝宝进步啦！

经过一段时间的练习之后，宝宝的颈背肌肉得到锻炼，抬头能力增强，竖抱起后头对中线的能力会明显提高。

追视红球时，宝宝可以看见，但转头角度较小，注视时间稍短，眼睛一直到处看。

【专家分析原因】

有的家庭在布置宝宝的房间时，会在墙上挂好多画儿，床单被褥等也是花花绿绿的，认为这样才像有宝宝的房间。但宝宝的关注点多了，注意力就难以集中。或者喂奶时，家里人喜欢在旁边看着，逗弄宝宝，这样宝宝就不能专心吃奶，有时吃奶能吃1小时。

【家庭训练方案】

建议床单换成素色的，墙上不要太花，有一两张图画就可以了。还要培养宝宝专心吃奶的习惯，周围不要有人。这些都有助于提高宝宝的专注力。同时在家里要加强追视练习。

+训

宝宝进步啦！

在宝宝完全清醒配合的状态下，每天练习1~3次，每次中-右-中；中-左-中，各1遍。目的是对视觉、注意时间、转头能力的练习。通过追视技能练习，宝宝的头和眼可以很好地追踪在空间中运动的物体，为手眼协调能力做准备。

训练方法　详见P30　🔍

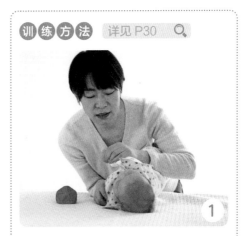

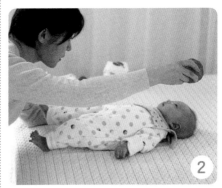

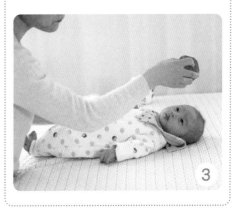

家庭训练方案 3：宝宝小手抓握能力不强怎么办

宝宝一侧手抓握能力不强，用小沙锤刺激时只是张开小手，不抓握。

【专家分析原因】

这有多种原因：一部分原因是对宝宝的手的刺激不够。还有一部分原因是如前文第9项测评(详见 P35) 中提到的，由于喂养习惯等原因，忽略了对宝宝某一侧肢体的刺激，导致两侧肢体发育情况不一致。

【家庭训练方案】

建议家长在家用手或小沙锤来刺激宝宝双手，诱发双手主动张开，然后握住手指或小沙锤。也可以在宝宝洗澡的时候让宝宝拍拍水。喂奶的时候两侧交换喂，不喂奶的时候可多触摸宝宝能力不强的那一侧手。

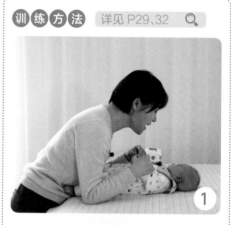

训练方法　详见 P29、32

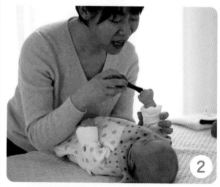

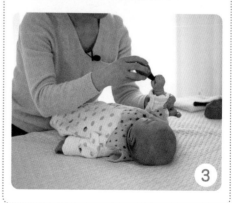

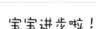

+训

宝宝进步啦！

练习握持能力，是为了获得控制手部运动的能力，能把小沙锤握住的时间越长，并且可以随意放开，说明宝宝的抓握和放开能力已经成熟。手的灵巧性和视觉需要整合在一起，随着宝宝的成长，在 3 月龄左右，可以主动张开手去拿眼睛看到的玩具。

家庭训练方案 4：扶抱时，宝宝站不稳怎么办

扶抱腋下站立时，宝宝双脚不能平稳放在桌面上，膝盖弯曲，无法保持站立状态。

【专家分析原因】

这时要看看宝宝的双腿皮纹是否不对称，双腿是否不一样长。如果属于这两种情况，需要尽早带宝宝就医。如果排除这两种情况，可以在家中加强下肢的训练。

【家庭训练方案】

给予宝宝站立训练。家长扶着宝宝的腋下，将宝宝的双脚放在桌面上，经常练习。要多做触觉输入练习，比如给宝宝洗澡时让他踩水；或让宝宝躺在家长腿上用双脚蹬家长的肚子；或让宝宝平躺，家长握住宝宝双足，向头部方向轻推，然后松开，反复做。

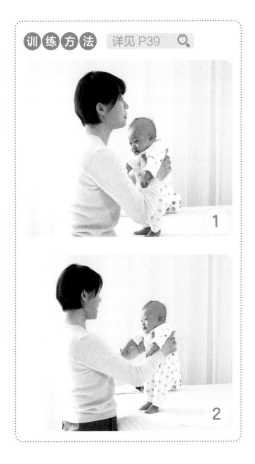

训练方法 详见 P39

宝宝进步啦！

加强宝宝站立训练是为双足提供触觉的输入，这有助于增强双腿的力量，为步行做准备。

大运动能力的发展会促进认知能力的发展，宝宝与周围世界的关系也会随之变化。比如新生儿大部分时间是躺在床上看周围世界的，随着颈部肌肉的增强，可以趴着抬起头，看世界的角度就与之前大不相同了。只有当运动能力发展达到一定程度，宝宝见多了，见识也自然广了。

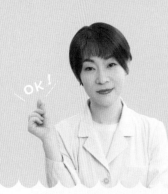

PART3

朝虹老师教你怎么养孩子

为啥你的宝宝测评指标弱

【不给宝宝做运动】

有的年轻父母没有育儿经验，见到这么小的宝宝不敢上手碰，生怕碰坏了；还有的家庭是年迈的长辈在带孩子，没有力气去搬动宝宝，就任由宝宝躺在床上，只管哭了就喂。这两种情况都会导致宝宝缺乏锻炼，很容易错过运动能力、协调能力等关键能力的发育期。

成人每天都要运动，宝宝每天也需要运动。并不是搂着他、抱着他、光吃饱睡好就可以了，而是要让宝宝做适合他的运动。

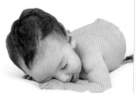

【一哭就抱】

有的家长不舍得让宝宝哭，一哭就抱，甚至睡觉也抱着，这样俯卧位抬头就练得少。宝宝的颈背肌肉得不到锻炼，发育就会滞后。其实家长只要稍微改变一下，在宝宝刚哭的时候哄一下、拍一拍，试着给他改变一下姿势，有的宝宝就缓解了。

【捂得太多】

有的家长特别怕宝宝冻着，尤其是冬天穿得比较多，限制了宝宝想去动的欲望，直接影响宝宝运动能力的发育。家长要让宝宝穿得合适。皮肤是重要的体温调节器官，可以对抗环境的温度变化。能适应温度的变化，才能更好地增强身体抵抗力。

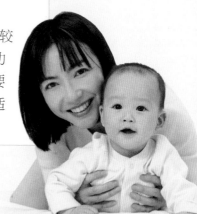

自然养育的方法

【建立情感联结】

从宝宝一出生，首先就要建立情感联结。要让宝宝知道，他和谁是一家人，要让他认识父母和最亲密的养育者。要每天对他进行各种言语的刺激，眼对眼注视，要让他知道，眼前这些人都是爱他的。这样宝宝才会有安全感。

【科学的发育训练】

在建立了情感联结的基础上，再进行科学的发育训练。不要怕宝宝太小、太柔弱。其实宝宝是很强大、很有能力的。另外，宝宝每一天的情况都可能不一样，有时情绪好，可能互动过程就很顺利，有时心情不好，可能就不配合训练，这都是正常的，家长要有耐心。

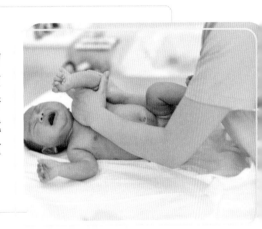

【尽早建立正确育儿意识】

家长要通过学习，建立正确的育儿意识，要对不同月龄的宝宝应该具备的能力心中有数。

有些家长对孩子有很高的期许，期望孩子将来怎样怎样。这些期望的实现，是从宝宝一出生就要开始着手训练的。比如我认识的一位外科医生，小时候家里是做木工的，从小爸爸就让他自己做凳子、做桌子，锻炼了他的动手能力，对他今后从事的工作产生了深远的影响。心灵手巧不是后期培养的，是早期就有过这种刺激，宝宝才能很好地运用自己的手指。

如果家长朋友们仍然对如何育儿感到困惑，可以在1月龄带宝宝做检查时咨询医生，制订育儿计划。

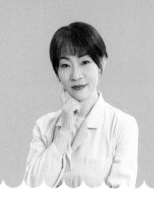

育儿课堂

这些误区你有吗

误区1：宝宝长大了自然什么都会了

长大了自然什么都会了，的确可以这样说，我们谁不会走路、谁不会翻身呢？但是，在合适的月龄开始相应的大运动、精细动作练习，和等宝宝长大了自然会相比，宝宝能够达到的能力水平是不一样的。我举一个简单的例子。

小明从小不喜欢学数学，小升初的时候妈妈希望他考一所很好的中学，需要提高数学成绩。通过补习他的成绩有所提高，但是上初中之后，他还是跟不上课程。这是为什么呢？

从一年级起认真听讲、不懂就问日积月累学到的知识，和从五、六年级开始补习的基础扎实程度是不一样的，小明错过了打牢基础的最佳阶段。

和在校学习一样，宝宝的大运动、精细动作练习也需要在最合适的时间段开始，日积月累地练习，才能达到更高的水平，这种影响是伴随终生的。我遇到的一位妈妈，她小时候不会爬就直接学站学走了，现在她一旦在工作中遇到需要俯卧位完成的任务就会感到焦虑、恐惧，因此她对我说一定要让自己的宝宝学会爬。

宝宝俯卧位抬头练得晚或基本不练，趴着的机会就少，爬的基础条件自然不够。因此，家长朋友们千万不要因为新生儿太小就不敢动、不敢碰，不要觉得长大了自然就都会了，要让宝宝身体的各个部位在适合的月龄得到更好的锻炼，为日后生长发育乃至工作生活打下坚实的基础。

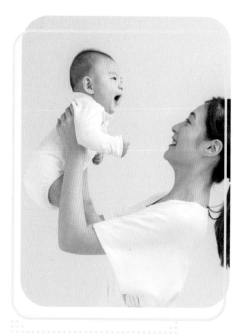

我遇到过这样一个宝宝，性子特别急，没有耐性，拿什么东西都是拿一下就扔掉了。他的外公告诉我，一家人从来都不让宝宝哭，在他哭之前，家人就马上满足他的所有要求了。外公问我改掉宝宝急性子的办法，我说：最好的办法就是延迟满足。

有的家长朋友认为延迟满足会让宝宝感到焦虑，其实不然。我在给宝宝做检查的过程中遇到过这样的情况：宝宝流口水了需要用纸巾擦，爸爸马上就对妈妈说："快把纸给我，哎呀你怎么这么慢呀？快点给我。"事实上，从包中拿出纸巾也是需要时间的，这种焦虑实际上是家长自己的急性子带来的，正是家长的急躁养成了宝宝不能被延迟满足的习惯。长此以往，会对宝宝的性格造成不良影响，在人际交往中出现问题。

那么，延迟满足究竟应该是怎么个满足法呢？家长朋友可以从 3~5 秒开始，逐渐地延迟，让宝宝知道得到某样东西都有一定的过程，需要耐心等待。如宝宝睡醒后，你可以先跟他打个招呼，检查需不需要换尿布，让他看着你准备哺乳或冲调奶粉，有序进行。这个习惯应该是从新生儿时期开始培养的，让宝宝懂得任何需求的满足都需要一定的过程。当然，也真的有天生性子就很急的宝宝，我们也不可以不加区别地对待，找到规律，尽量培养宝宝的好习惯。

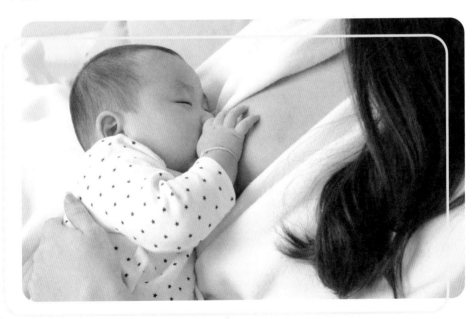

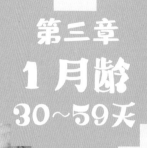

第三章
1 月龄
30~59天

1 月龄的宝宝很爱
笑，要记得多陪他
玩哦！

1 月龄宝宝成长指标

性别	体重（千克）	身长（厘米）	头围（厘米）
男宝宝	3.09~6.33	48.7~61.2	35.2~38.2
女宝宝	2.98~6.05	47.9~59.9	34.5~37.4

看视频学测评

能力指标

1月龄宝宝的身体控制能力进一步加强，力气也变大了。趴着的时候，他们可以将前臂作为支撑，将头和胸抬起来。在这个月里，宝宝身体的许多运动仍然是反射性的，例如，每次转头时采用的是防御体位（强直性颈反射），并在听到噪声或感到下落时，伸开手臂（摩罗反射[1]）。如果你轻轻拉他的手让他坐起来，他的头将向后面软瘫。他可能已经可以挣扎着抬起头并向四周张望，尽管他的头只能抬起1~2秒，但至少可以使他以稍微不同的视角看这个世界。

1月龄宝宝能力测评指标：共计6项，每项满分2分，总计满分12分

能力		测评指标	分值
运动反射	1	握持反射：将手指放在宝宝的手边，观察宝宝是否会握住	2
视觉能力	2	视觉追踪：用追视红球或黑白卡引导宝宝，观察宝宝是否会追视	2
听觉能力	3	追声转头：在宝宝身后摇动小沙锤，观察宝宝是否会追声转头	2
	4	坐位头对中线：看宝宝坐着的时候，头能否保持竖直	2
大运动能力	5	侧卧到仰卧：看宝宝能否从侧卧变成仰卧	2
	6	蹬腿伸臂：观察宝宝能否蹬腿伸臂	2

注[1]：摩罗反射（Moro reflex），指新生儿在出生至4月龄内，遇到响声、疼痛、失去支撑等忽然刺激时，会头朝后仰，背呈弓形，手快速地向身体两边伸展，再慢慢向胸前合拢，像拥抱姿势，是新生儿无条件反射的一种。

1月龄宝宝发育家庭测评方法

本月，宝宝的四肢、感官等系统都有一定的发育，有针对性地给予宝宝适量的刺激，可以促进宝宝的感统发育。

运动反射

1. 握持反射

【测评内容】宝宝的手是否能握住家长的手

【测评环境】温暖、简洁的室内 　　　　【测评工具】家长的手

【测评方法】

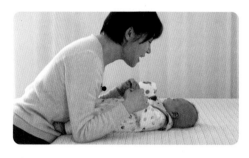

第1步：家长轻柔地握住宝宝的手。

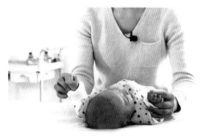

第2步：给宝宝的双手一些刺激，家长可以用手来刺激宝宝的手指，然后把手放在宝宝的掌侧，让宝宝自己打开掌心把家长的手握住。

优秀	良好	较弱	特殊情况
宝宝能够紧紧地握住家长的手,可得满分2分。	宝宝松松地握着家长的手,可得1分。	宝宝的手没有握的动作,得0分。	有的宝宝拒绝握持,有可能是因肌张力偏高。

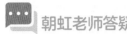

朝虹老师答疑 ....

Q1：为什么做握持反射时宝宝的手总是握得紧紧的？

A1：一部分宝宝双上肢肌张力高时，给手部刺激会使他握得更紧，每天给予抚触，可以帮助宝宝缓解紧握的状况；睡醒时宝宝握拳是正常表现，家长不要太着急。

Q2：做这项测评时，为什么要选择简洁的环境？

A2：做测评时，不要铺颜色鲜艳繁杂的床单，同时避免其他人干扰宝宝，这是为了避免在互动过程中宝宝的注意力被分散，测不出真实的水平。

视觉能力

2. 视觉追踪

【**测评内容**】用追视红球或黑白卡引导宝宝，观察宝宝是否会追视

【**测评环境**】温暖的室内，床上，避免干扰

【**测评工具**】直径约 5 厘米的小红球，或边长约 10 厘米的黑白卡

【**测评方法、得分情况**】与新生儿时期相同，详见 P30

特殊情况

早产宝宝的眼底发育相对滞后，在追视的表现上会差一些；还有一些宝宝可能患有先天性的白内障，表现也会差一些。如果宝宝表现较弱，希望家长不要掉以轻心，要密切关注宝宝眼睛的发育情况。如果宝宝到了 2 月龄还不能追视，那就要到专业的眼科医院或门诊做相关的检查。

朝虹老师答疑 ....

Q：测试时，用小红球和黑白卡哪个效果好？

A：1 月龄左右的宝宝对红色比较敏感了，所以用小红球来练习，宝宝会注视得更好一些。如果宝宝对小红球不敏感，可以换成黑白卡再做一次测评。黑白卡面积比较大，1 月龄以内的宝宝对黑白线条比较敏感，而且黑白卡的面积较大，宝宝注视它的时候，整个视线被黑白卡吸引，这样，宝宝就不容易受到环境的干扰了。

3. 追声转头

【测评内容】在宝宝身后摇晃小沙锤，观察宝宝是否会追声转头

【测评环境】温暖的室内，床上，避免干扰　　【测评工具】小沙锤

【测评方法】

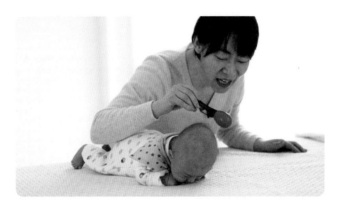

让宝宝趴在床上，脸朝向一侧，家长在宝宝身后摇晃小沙锤，观察宝宝的反应。

优秀	良好	较弱
宝宝听到声音后抬起头，把头转到小沙锤的一侧，可得满分2分。	宝宝没有反应，可再摇动小沙锤，最多三次，如果宝宝抬起了头，但没有转头，可得1分。	宝宝完全没有反应，得0分。

特殊情况

个别宝宝不会追声转头。如果宝宝2~3月龄还不会追声，建议到专科门诊做检查。听得见和听得清是两个不同的概念。听得见不代表能听清楚。如果宝宝确实听见了一些声音，但没有听清，那他可能就会对声音没有反应。如果发现宝宝在追听时的反应较差，还是要重视起来，带宝宝去做进一步的检查。

说明：这项测评要在安静、简洁的室内进行，以免干扰宝宝，分散宝宝的注意力。如果宝宝可以抬头了，那他听见声音后会快速地把头转过来。所以，追声练习可以和抬头练习同时进行。

4. 坐位头对中线

【测评内容】观察宝宝坐着的时候，头能否保持竖直

【测评环境】温暖的室内，床上，避免干扰　　　　【测评工具】无

【测评方法】

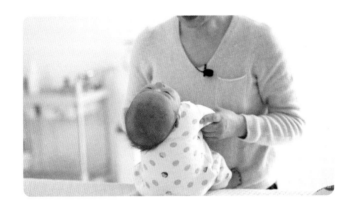

第1步：扶着宝宝腋下将宝宝抱起来呈坐位，或者牵拉宝宝坐起来，家长与宝宝面对面。

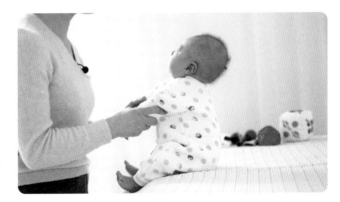

第2步：观察宝宝的头是否能保持竖直，眼睛是否平视前方。

特殊情况

宝宝这方面较弱，需要检查是否有神经发育方面的问题或维生素 A、维生素 D 摄入不足。

优秀	良好	
宝宝的头能保持竖直，可得满分 2 分。	宝宝头前倾小于 45 度，或后仰稍离开背部，可得 1 分。	宝宝头前倾，下颏与胸接触，或后仰头与后背接触，得 0 分。

5. 侧卧到仰卧

【测评内容】观察宝宝能否从侧卧变成仰卧

【测评环境】温暖的室内，避免干扰　　　　【测评工具】床或桌子

【测评方法】

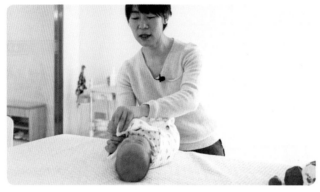

第1步： 帮助宝宝从仰卧位变成侧卧位，双手放于胸前，保持3秒后放手。

第2步： 在宝宝身后摇小沙锤，观察宝宝的运动。

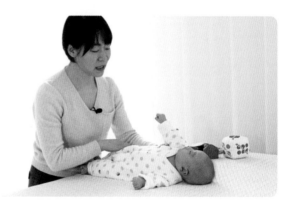

优秀	良好	较弱
宝宝能够自然地从侧卧位变成仰卧位，或者经过引导后能够做到，可得满分2分。	宝宝一侧能够从侧卧回到仰卧，可得1分。	宝宝没有动，得0分。

特殊情况

　　个别宝宝因以侧卧睡觉为主，习惯了侧卧位，对体位改变反应偏弱，适当的翻滚活动有助于熟练改变体位。对于这种情况，平时我们要多给宝宝做一些改变姿势的练习。

6. 蹬腿伸臂

【测评内容】观察宝宝能否屈伸双臂双腿

【测评环境】温暖的室内，床上，避免干扰　　　　【测评工具】无

【测评方法】

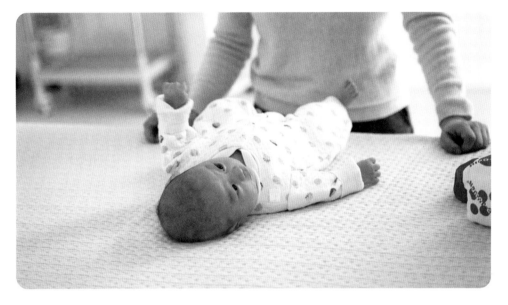

在宝宝清醒的状态下，让宝宝躺在床上，观察宝宝能否屈伸双臂双腿，上肢和下肢分别观察1分钟。

优秀	良好	待提高
宝宝在1分钟内单臂屈伸两次或者双臂分别屈伸一次，且下肢的情况也是如此，可得满分2分。	宝宝在1分钟内手臂或腿只屈伸一次，可得1分。	宝宝的四肢没有动，得0分。

PART 2

典型发育滞后问题
& 家庭训练方案

家长可以按照书中讲解的内容在家对1月龄宝宝进行适当的发育训练，如果发现发育滞后问题得不到改善，建议家长尽早带宝宝到专业机构或门诊进行检查，以听取医生的建议。

家庭训练方案1：双手不能张开抓毛巾怎么办

将宝宝的手放在毛巾上，宝宝拳头紧握，手掌无法张开。

【专家分析原因】

　　个别宝宝出现这种情况通常是由于上肢肌张力偏高，因此出现拳头紧握、不能抓握东西的情况。抓握毛巾考察的是宝宝的手眼协调能力。经过训练后，通常宝宝的情况会得到改善。

【家庭训练方案】

　　我们可以通过让宝宝抓握毛巾，或者让宝宝的手划过桌面等方式，刺激宝宝的手对他触碰到的东西做出反应。在与宝宝互动的时候，周围不要有人干扰。互动时，家长要先与宝宝对视，同时给予语言的输入，让他知道接下来你要跟他互动了。触摸宝宝的手，让宝宝感觉到，接下来要做的是手的互动练习。

　　家长不要太心急，所有的练习都不是一蹴而就的。宝宝进步了，你应该鼓励宝宝。

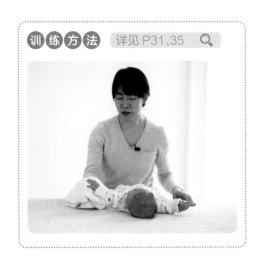

训练方法　详见 P31、35

+训

宝宝进步啦！

日常生活中，适合做这个练习的场景有很多。比如在给宝宝洗澡的时候，可以握着宝宝的手腕，让他拍一拍水。每天都可以进行两三次互动，只要宝宝感兴趣就可以进行。随着宝宝慢慢长大，手眼协调能力会越来越好。

家庭训练方案 2：不能顺利从侧卧到仰卧怎么办

有的宝宝一直保持侧卧的姿势，不能顺利地转换成仰卧位。

【专家分析原因】

　　缺乏对宝宝翻身的引导，导致宝宝不能很快适应这项运动。周围要避免干扰，以免分散宝宝的注意力，导致他侧卧时一直注视着周围的事物，而忽略听觉上的刺激。如果平时受到的语言刺激太少也会导致宝宝对口令不敏感。

　　有的宝宝因为经常侧卧，形成了习惯性睡姿，转回来的时候就要困难一点。如果宝宝转不回来，要适当给予宝宝一些辅助。

【家庭训练方案】

　　家长可以使用一些道具对宝宝进行引导，比如可以拿小沙锤在宝宝体侧摇晃，给他听觉上的刺激。我们最多可摇晃小沙锤三次。如果宝宝还是无法从侧卧位变成仰卧位，那平时就需要多做一些练习。

　　平时，当宝宝醒来的时候，让他保持侧卧，家长站在宝宝身后说："宝宝，翻过来。"如果宝宝仍然没反应，我们可以拍一拍宝宝的后背，给他触觉上的刺激，让宝宝慢慢地翻过来。通常练习几次，宝宝就可以逐渐掌握这种能力了。

+训

宝宝进步啦！

仰卧、侧卧、俯卧是小月龄宝宝能做出的三种姿势，随着月龄的增加，宝宝还将学会坐、站立等。所以要让宝宝掌握灵活变换姿势的能力。此外，随着姿势的改变，宝宝的视野也会发生变化。

训 练 方 法　详见P54

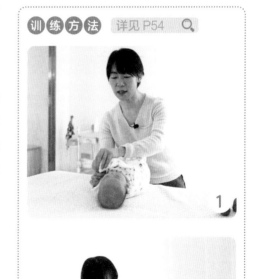

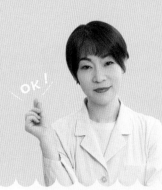

PART3
朝虹老师教你怎么养孩子

为啥你的宝宝测评指标弱

【只让宝宝保持一个姿势】

有些家长会想要宝宝及早将后脑勺躺平，所以给宝宝一直采用仰卧位，甚至过早地使用枕头来固定睡姿，这些都对宝宝的发育不利。

如果宝宝大部分时间都是平躺，当牵拉坐起后，他就不能很好地平视前方，从而导致颈背肌能力不足，影响宝宝的头伸展能力。要提升颈背肌的能力，需要通过俯卧位抬头练习来实现。

随着宝宝月龄的增加，家长要多引导宝宝掌握灵活变换姿势的能力。此外，随着姿势的改变，宝宝的视野会更开阔，这些都有利于宝宝追视能力、大运动能力和智力的发育。

【忽视宝宝的训练】

有的家长不相信这么小的宝宝能够掌握这些能力，每天只管宝宝吃饱、睡好就行，宝宝不能充分受到外界的刺激，除了潜能得不到充分的开发，宝宝的一些先天性问题也不能及早被发现，错过了训练和纠正的最佳时机。

科学地对宝宝的行为进行干预和引导，可以促进宝宝感觉器官及身体的发育，我们在前文中提到的各项练习，家长都应该经常给宝宝做。大运动的良好发展，对宝宝的脊柱、骨骼发育都有很大的帮助，可以促进宝宝长高。

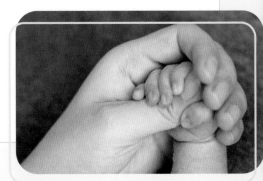

自然养育的方法

【刺激宝宝的小手】

1月龄宝宝的手大部分时间是握持的状态，在宝宝清醒的时候，家长可以经常触碰他的手，待他张开后，可以把自己的手指放在他的手心，方便他抓住，并给他个口令："宝宝来抓一下妈妈（爸爸）的手。"家长可以拿小沙锤去触碰宝宝的手指或者手背，宝宝手张开的时候，把小沙锤放在宝宝的手里，一般来说，宝宝可以握持小沙锤15秒以上。

【鼓励宝宝多抬头】

抬头是大运动最早的一个互动模式。在宝宝吃饱后30分钟，情绪稳定时，家长可以让宝宝趴在床上，站在宝宝前面跟他打招呼："宝宝，我在这儿。"鼓励和引导宝宝抬头。在锻炼抬头时宝宝会努力地挺胸，全身都在用力，能够锻炼他的肌肉力量，增加肺活量，促进血液循环，更有利于预防一些呼吸道疾病。

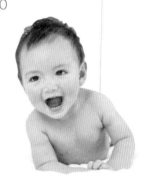

【多和宝宝说话】

宝宝睡醒后哭闹时，家长可以把一只手放在宝宝肚子上，另一只手握宝宝小手，给宝宝安抚："宝宝，妈妈（爸爸）在，宝宝睡醒啦，宝宝睡得好香呀。"语速要放慢些、声音轻柔些。不要担心宝宝听不懂，这样可以让他感受到你的爱，会让宝宝有安全感，并从你的语调、口型、眼神上感受到你的情绪，建立良好的亲子关系。

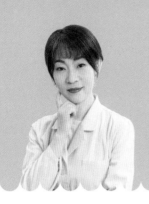

育儿课堂

精细动作和大运动练习

在前面的内容中，我们不断地强调要对宝宝的精细动作、大运动能力做测评和练习，也有越来越多的家长朋友关注这些问题。那么，这些练习为什么如此重要呢？这个专题，我们将具体讨论一下。

对宝宝成长的远期影响

大运动能力对宝宝身体的平衡性、协调性有着重要的影响；精细动作则与宝宝动作的准确度、灵敏度息息相关。练习、增强这些能力可以为宝宝今后的学习、兴趣爱好的培养打下坚实的基础。能够在控制重心、维持身体平衡的同时完成更高级的精细动作是非常重要而有意义的。我们可以举一个简单的例子。

宝宝上学后，和小伙伴一起参加接力比赛，精细动作能力强的宝宝抓握动作更加敏捷、准确，在伙伴递过接力棒时能稳稳接住；大运动能力强的宝宝身体平衡性、协调性更好，摆臂、迈腿的动作更为规范、标准，在跑步过程中相对更加省力，更能保证自己的安全。

除此之外，宝宝今后学习画画、弹琴、跳舞、打球等任何一项内容，都需要身体的协调性和敏感度，这些都是婴儿时期的精细动作和大运动练习打下的基础。

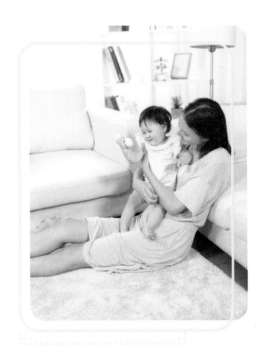

激活宝宝能力的方式很重要

有的家长认为，宝宝月龄足够大，就应该会自己主动拿玩具，不需要家长的帮助和刺激。这样的想法是不对的。在工作中，我遇到过这样一位爸爸。

正常情况下，3月龄的宝宝仰卧时就可以主动伸手拿东西了，有个7月龄的宝宝看到玩具没有任何自主反应，于是爸爸带他来我这里做检查。我用小沙锤刺激宝宝的小手，宝宝张开小手拿住了。爸爸说："老师，我也是这样刺激他的，给他玩具他会拿，但他只会乖乖等，从来不主动。"我告诉这位爸爸，这是因为宝宝的能力还没有被激活。我又用不同的玩具刺激引导宝宝，他都成功地拿起来了，最后，

当我拿了一个小球到宝宝面前时，不需要我刺激，他已经知道主动来拿了。

随着月龄的增长，宝宝会逐渐具备各种能力，但这些能力需要通过激活才能展现出来。激活的方式很重要，就如上面这个例子，让宝宝被动接受，还是让他主动去拿，得到的结果是不同的。

家长与宝宝之间的互动是宝宝认识、探索这个世界的重要过程。在陪宝宝做练习时，你应该成为他的引导者，刺激他主动去探索、去发现，这样，宝宝增强的不仅仅是各项动作的能力，还有对世界的好奇心和求知欲。

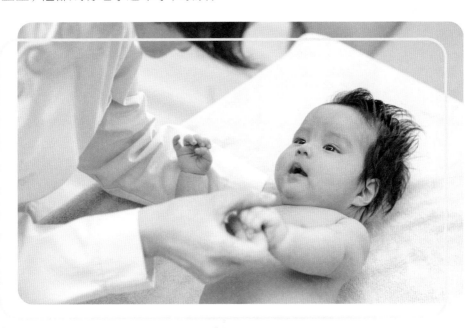

第四章

2月龄

60~89天

2月龄的宝宝追视能力已经很好了，快拿些鲜艳的玩具跟他玩吧！

2月龄宝宝成长指标

性别	体重（千克）	身长（厘米）	头围（厘米）
男宝宝	3.94~7.97	52.2~65.7	37.6~40.2
女宝宝	3.72~7.46	51.1~64.1	36.8~39.3

看视频学测评

能力指标

2 月龄宝宝更加适应外界的环境了，晚上的睡眠时间变得更长、醒来的次数逐渐减少，肌肉力量增强，手的灵活性有所提高，视野更开阔，看的距离也更远。这个阶段的宝宝由于看得更清晰，所以喜欢注视爸爸妈妈的脸庞。他们对红色等鲜艳的颜色非常敏感，视线能够追着小红球来回移动。宝宝的踏步反射还没有消失，但随着宝宝不断长大，反射动作会逐渐消失，自主动作会越来越多。

2 月龄宝宝能力测评指标：共计 9 项，每项满分 2 分，总计满分 18 分

能力		测评指标	分值
视觉能力	1	弧线追视 110 度：看宝宝从两侧到另一侧追视的角度能否达到 110 度	2
	2	注视手：看宝宝能否注视自己的小手	2
	3	追视滚动的小红球：看宝宝能否追视滚动的小红球	2
大运动能力	4	牵拉坐起头对中线：牵拉宝宝坐起时，看宝宝的头能否保持对中线	2
	5	悬空立位头伸展：把宝宝举到家长面前，看宝宝能否保持中位线竖头	2
	6	扶抱站立负重：扶着宝宝站立，看宝宝能否支持自己的体重	2
	7	俯卧抬头：让宝宝趴在床上，在宝宝头前方摇晃小沙锤，观察宝宝能否抬起头胸	2
	8	抓握小沙锤：宝宝仰卧时，看宝宝能否抓握小沙锤	2
	9	握住小沙锤：宝宝仰卧时，看宝宝能否握住小沙锤	2

2月龄宝宝发育家庭测评方法

宝宝的抬头、追视等能力又进步了许多，宝宝的自主运动能力增强了，家长可多引导宝宝进行自主运动。

视觉能力

1. 弧线追视110度

【测评内容】观察宝宝向双侧追视的角度能否达到110度

【测评环境】简洁的环境，避免干扰　　　　【测评工具】小红球

【测评方法】

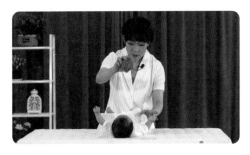 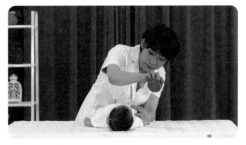

第1步： 在宝宝完全清醒的状态下和他对视，吸引宝宝的注视。

第2步： 将小红球放到宝宝头上方20~30厘米处，让宝宝注视红球。

优秀	良好	较差
宝宝向两侧跟着红球转头的角度均能达到110度，可得满分2分。	宝宝跟着红球只可向一侧转头且角度达到110度，可得1分。	宝宝转头没有过中线，得0分。

2. 注视手

【测评内容】观察宝宝能否注视自己的手

【测评环境】简洁的环境，避免干扰　　　　【测评工具】无

【测评方法】

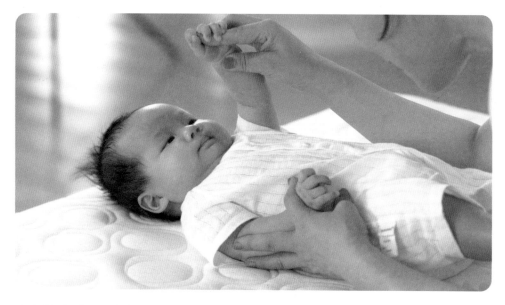

宝宝仰卧时，将宝宝的头转到一侧，把宝宝的手举起来，让他注视自己的手，同时观察宝宝注视的时间。

优秀	良好	
宝宝能够注视3秒，可得满分2分。	宝宝注视了1~2秒，可得1分。	宝宝没有注视，得0分。

说明：2月龄的宝宝醒着的时间越来越长了，眼睛越来越明亮了。我们可以让他认识一下自己的身体部位，比如手。

3. 追视滚动的小红球

【测评内容】看宝宝能否追视滚动的小红球

【测评环境】简洁的环境，避免干扰　　【测评工具】小红球

【测评方法】

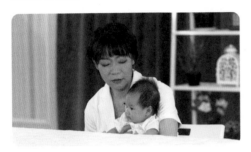

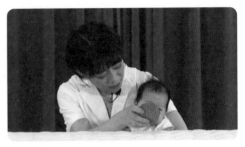

第1步：家长抱着宝宝坐在椅子上并靠近桌边，让宝宝后背靠着家长的胸膛。

第2步：拿一个小红球放在桌子上，让宝宝注视小红球。

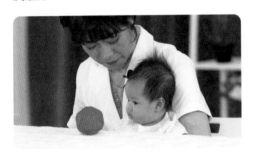

第3步：观察到宝宝在注视小红球了，家长就可以开始由一侧至另一侧来回滚动小红球了。

优秀	良好	较弱
宝宝追视小红球，向两侧均可过中线，可得满分2分。	宝宝跟着小红球转头至中线，未转向另一侧，可得1分。	宝宝未追视，得0分。

特殊情况

做测评时，桌布颜色过于鲜艳会影响宝宝注意小红球；周围有人干扰也会影响宝宝的注意力。

4. 牵拉坐起头对中线

【测评内容】牵拉宝宝坐起时，看宝宝的头能否保持对中线

【测评环境】简洁的环境，避免干扰　　　　【测评工具】无

【测评方法】

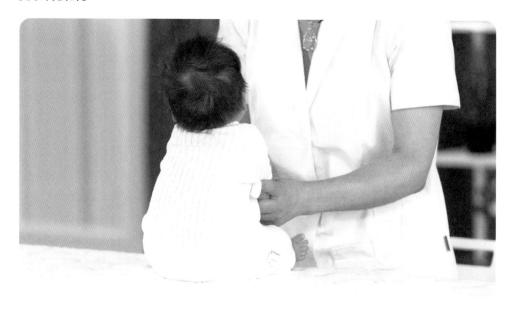

让宝宝躺在床上，脚对着家长，家长握着宝宝的手腕，将他轻轻地拉起来，同时观察宝宝在这个过程中竖头的情况。

优秀	良好	
宝宝的头有 75% 以上的时间可以保持中线位，可得满分 2 分。	宝宝的头有 50%~74% 的时间可以保持中线位，可得 1 分。	宝宝的头保持中线位的时间不足 50%，得 0 分。

5. 悬空立位头伸展

【测评内容】把宝宝举到家长面前，观察宝宝能否保持中位线竖头

【测评环境】简洁的环境，避免干扰　　　　　【测评工具】无

【测评方法】

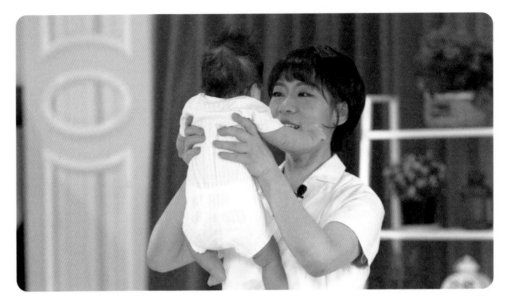

家长扶着宝宝的腋下，将宝宝从床上抱起来，举到自己的面前，观察宝宝头对线的情况。

优秀	良好	较弱
宝宝的头能够竖立且保持对线3秒，可得满分2分。	宝宝的头能够竖立且保持对线1~2秒，可得1分。	宝宝的头前倾或后仰，无法保持竖立，得0分。

6. 扶抱站立负重

【测评内容】扶着宝宝站立，看宝宝能否支撑起自己的体重

【测评环境】简洁的环境，避免干扰　　　　【测评工具】平坦硬实的桌面或床面

【测评方法】

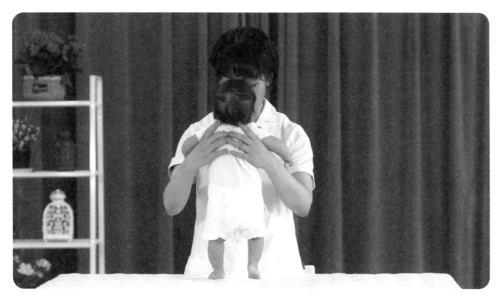

家长扶着宝宝站在平坦硬实的桌面或床面上，与宝宝面对面，观察宝宝能否支撑起自己的体重。

优秀	良好	
宝宝双足底平放踩在平面上，微微屈膝，能支撑体重达 3 秒，可得满分 2 分。	宝宝是足尖着地，屈膝，支撑体重达 3 秒，或者双足底平放踩在平面上，微微屈膝，能支撑体重 1~2 秒，可得 1 分。	如果宝宝足尖踩在平面上，腿持续伸直，不能支撑自己的体重，得 0 分。

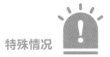

特殊情况

个别宝宝由于双下肢皮纹不对称，负重能力差一些，无法支撑体重，这种情况下，应该带宝宝做进一步的筛查。

7. 俯卧抬头

【测评内容】让宝宝趴在床上，在宝宝前方摇晃小沙锤，观察宝宝头胸能否抬起

【测评环境】简洁的环境，避免干扰　　　　　【测评工具】小沙锤

【测评方法】

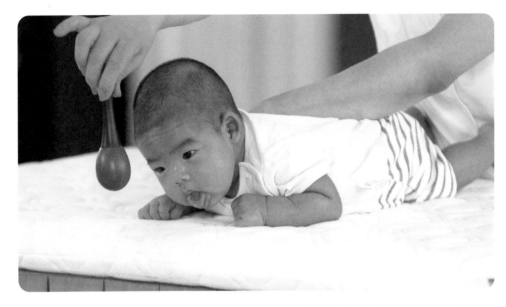

让宝宝趴在平坦硬实的桌面上或地垫上，用小沙锤在宝宝头前方摇晃，吸引宝宝的注意，观察宝宝头胸抬起的情况。

优秀	良好	较差
宝宝用前臂或手作为支撑，头胸抬起超过 45 度，且能维持 3 秒，可得满分 2 分。	宝宝用前臂或手作为支撑，头胸抬起超过 45 度，且能维持 1~2 秒，可得 1 分。	宝宝头胸抬起的角度低于 45 度，得 0 分。

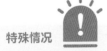

特殊情况

2 月龄的宝宝经过每天持续的练习，抬头已经很好了。有的宝宝趴着不抬头，可能是因为他想吃手，或者是因为家长没有给宝宝练习的机会，双上肢颈背部及胸腹部肌肉力量偏弱，不支持抬起头。

8. 抓握小沙锤

【测评内容】宝宝仰卧时，看宝宝能否抓握小沙锤

【测评环境】简洁的环境，避免干扰　　　　【测评工具】小沙锤

【测评方法】

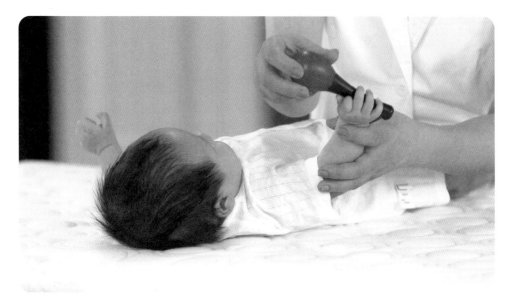

在宝宝完全清醒的情况下仰卧位，用直棒小沙锤刺激宝宝的手掌，跟他说："宝宝，来拿小沙锤。"观察宝宝的反应。

优秀	良好	
宝宝可以张开手抓住小沙锤，可得满分2分。	宝宝只是用手指触摸小沙锤，但没有抓住，可得1分。	宝宝的手没有动，得0分。

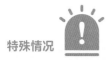

特殊情况

个别宝宝因为颈肌比较紧张，手还是握得比较紧，这对2月龄的宝宝来说，属于正常的现象。对于手掌无法很好打开的宝宝，日常练习时，家长可以用手指或者柔软的毛巾去刺激宝宝的颈部，让宝宝的肌肉放松下来，伸手抓玩具。

9. 握住小沙锤

【测评内容】宝宝仰卧时，看宝宝能否握住小沙锤

【测评环境】简洁的环境，避免干扰　　　　【测评工具】小沙锤

【测评方法】

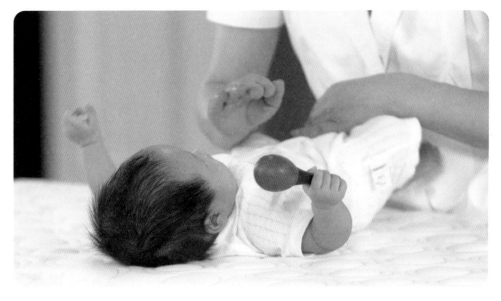

在宝宝完全清醒的情况下仰卧位，家长在宝宝面前晃动小沙锤，然后将它放在宝宝手里。

优秀	良好		特殊情况
宝宝能够握住小沙锤30秒,可得满分2分。	宝宝能够握住小沙锤15~29秒,可得1分。	宝宝握住小沙锤的时间少于15秒,得0分。	颈肌张力偏高的宝宝，主动张开手握持东西的能力就会弱一些。

PART 2

典型发育滞后问题 & 家庭训练方案

2月龄的宝宝可能会出现以下发育滞后的问题，家长可以根据书中提供的方法给宝宝做练习，必要时带宝宝到专门的医院做检查，根据医生指导进行治疗或训练。

家庭训练方案 1：宝宝追视能力差怎么办

宝宝追视小红球，头转向一侧之后，回到中线后不能继续转向另一侧，或只能追视一侧不能回到中线。

【专家分析原因】

宝宝追视能力较弱，可能是因为注视小红球时间太短，或床单颜色鲜艳，宝宝看不到小红球；也可能是因为周围环境嘈杂、有其他人干扰，不能集中注意力。

【家庭训练方案】

这种情况下，我们要从最基础的练起，也就是先将红球从中线位置移动到一侧，然后再回到中线位置，再移动到另一侧。家长要经常给宝宝做弧线追视和追视滚动小红球的练习，宝宝睡醒后，如果有兴趣就可以做，每天练习两三次。

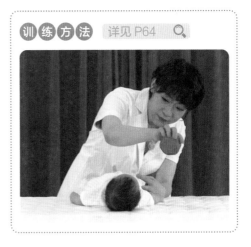

训 练 方 法　详见 P64 🔍

宝宝进步啦！

随着月龄的增长，宝宝的追视能力可以自然提升，不断加强练习，宝宝追视小红球的能力会越来越强。

家庭训练方案 2：宝宝的头不能保持中线怎么办

宝宝牵拉坐起或被悬空抱起后，头不能保持中线，总是向前倾或向后仰。

【专家分析原因】

　　这是因为宝宝俯卧抬头练习做得少，颈背肌能力较弱，不足以支撑头部保持竖立，无法对正中线位置。

【家庭训练方案】

　　这种情况下，家长应该注重给宝宝多做基础的俯卧位头胸抬起的练习，增强颈背肌能力。俯卧位头胸抬起练习（见33页）、俯卧抬头（见70页）都是很好的练习方式。练习环境应当尽量保持安静，让宝宝能够更好地听到小沙锤的声音或家长的抬头指令，追踪声音的位置抬头。

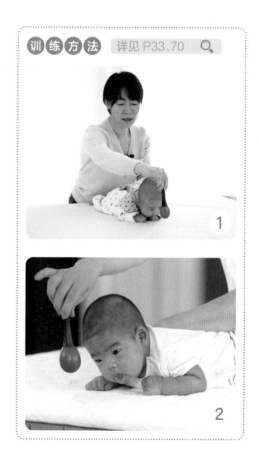

训练方法　详见 P33、70

1

2

+训

宝宝进步啦！

通过基础的抬头练习，宝宝的颈背肌能力增强，头部可以更好地保持竖立状态。

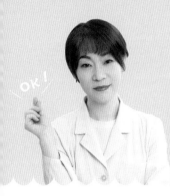

PART3

朝虹老师教你怎么养孩子

为啥你的宝宝测评指标弱

【消极的语言暗示】

很多宝宝到了2月龄会频繁吐奶，这是由于小月龄宝宝的胃容量较小，胃部贲门较松弛造成的。随着宝宝渐渐长大，吐奶的问题也会逐渐改善，家长无须过度紧张，按需、少次多餐地喂养，吐奶后及时处理就可以。

在做抬头练习时，家长看到宝宝俯卧时吐奶，就赶紧说："宝宝吐了，快点快点。"家长的慌张会让宝宝更紧张。其实宝宝吐奶擦一下就可以了，抬头练习还是可以继续进行的。家长心态平和，更有利于宝宝积极参与训练，也会增强宝宝的信心。

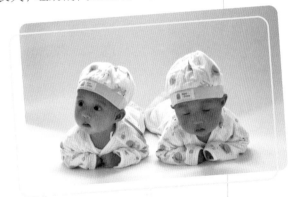

【训练环境影响宝宝专注力】

宝宝娇小可爱，经常是家庭成员关注的焦点，当宝宝进行活动时，爸爸妈妈、爷爷奶奶、外公外婆都在一边指导或说话，对宝宝来说是一种干扰。

在给宝宝做练习的时候，建议以一对一为主，可以换不同的人，但是始终都只由一个人来指导宝宝练习，一对一的练习就相当于是VIP指导，这样学习的效果会更好。

等宝宝到了7~8月龄可以坐或者爬时，再做一对多的训练或游戏，让宝宝适应与不同的人互动。

【多与宝宝互动】

　　有的宝宝俯卧位抬头表现不好，主要是家长没有跟宝宝做良性的互动。所以日常练习时，家长一定要给宝宝明确的指令，比如摇小沙锤的时候一定要对宝宝说："宝宝，看妈妈（爸爸）摇小沙锤。"或者蹲在宝宝面前拍手，并告诉他："宝宝，妈妈在这儿。"

　　宝宝能抬头看小沙锤或家长的手，要及时地鼓励一下宝宝，比如"宝宝真棒"。慢慢地，宝宝就能明白什么是小沙锤、跟他互动的是谁，对指令就会越来越理解，从而更好地做各项练习。

【练习踏步反射】

　　有的宝宝踏步反射较弱，如果双腿皮纹发育正常、对称，家长可以给宝宝做被动体操，让宝宝平躺在床上，把他的袜子脱下来，用双手托住他的双脚，向上推，让宝宝屈膝，然后再伸直。每次练习两个八拍，每天练习两三次即可。

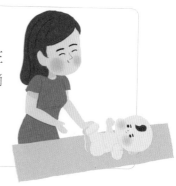

【能力整合训练】

　　随着月龄的增加，宝宝能够对自己的身体部位有更清晰的认识。比如你让宝宝握持小沙锤之前，通常会触摸他的手，而当宝宝将握持着小沙锤的手举到眼前注视的时候，其实是将握持能力和注视能力整合起来练习的。这时他就知道，用手可以握住小沙锤，对握持小沙锤也会更感兴趣。在练习时，左右手都要进行。

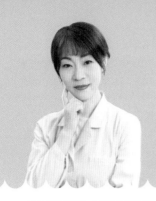

育儿课堂

宝宝太小听不懂？错！

在这一章，我不断地强调，要和宝宝互动，在给宝宝做练习的时候要给他一个明确的指令。然而有很大一部分家长朋友都会主观地认为："宝宝那么小，他能听懂什么呀？"事实真的如此吗？

宝宝的听力早已具备

我们举一个最简单的例子：宝宝听到爸爸妈妈的声音，或胎教时的音乐，就会安静下来，这是因为他在胎儿时期就听到过并能记住这些声音。孕6月，胎宝宝的听力已经开始发育，出生时已经具备了听觉能力，正常情况下你说的话宝宝都能听到。如果发现宝宝真的听不到，需要尽快去医院做检查。

不是听不懂，而是说得少

有的宝宝不能很好地和家长互动，不是因为他听不懂，而是家长跟宝宝说得太少了。做练习时，宝宝需要通过与家长不断地互动来学习、储备知识，转化成自己的能力。你反复告诉他什么是手、脚，什么是小沙锤、小红球，久而久之他就会记住这些内容。你也可以经常夸一夸宝宝"你真乖""你真可爱""你好聪明"，这些夸奖会让宝宝更加开心、更有信心。

语言环境很重要

宝宝能够听懂家长的话，因此，家庭环境和睦与否能够对宝宝产生很大的影响。如果家人之间经常争吵，宝宝听得多了心理健康也会受到影响，最直观的表现是他没有特别丰富的表情。

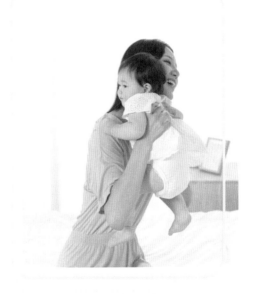

第五章
3 月龄
90~119天

3 月龄的宝宝开始对声音敏感，快播放些优美的音乐给他听吧！ ☺

3月龄宝宝成长指标

性别	体重（千克）	身长（厘米）	头围（厘米）
男宝宝	4.69~9.37	55.3~69.0	39.2~41.8
女宝宝	4.40~8.71	54.2~67.5	38.3~40.8

看视频学测评

能力指标

　　3月龄宝宝的身体控制能力进一步加强,力气也变大了。趴着的时候,他可以将前臂作为支撑,将头和胸抬起来。他的头可以灵活地左右转动。宝宝的手眼协调能力有了很大的进步,可以抓起玩具举到眼前把玩了。这个阶段,宝宝对家长的情感依赖逐渐加强。家长要多拥抱、抚摸宝宝,跟宝宝交流时,多使用一些鼓励的话语,并看着他的眼睛,这样做能给予宝宝安全感,培养宝宝的好奇心,加深家长与宝宝之间的情感联结。

3月龄宝宝能力测评指标:共计6项,每项满分2分,总计满分12分

能力		测评指标	分值
精细动作能力	1	摇晃小沙锤:仰卧位时,摇晃小沙锤	2
	2	抓取胸部上方的玩具:仰卧位时,观察宝宝能否抓取胸部上方的玩具	2
	3	伸展手臂:仰卧位时,宝宝能伸出手臂	2
大运动能力	4	头对中线:与宝宝面对面,托着腋下将宝宝抱起。然后,将宝宝的身体向两侧倾斜,观察宝宝的头能否保持对正身体中线	2
	5	躯干稳定性:宝宝坐着的时候,观察宝宝的躯干和腿之间的角度	2
	6	前臂支撑,头胸抬起:宝宝俯卧时,将前臂(手肘和手腕之间的部分)作为支撑,抬起头胸	2

3月龄宝宝发育家庭测评方法

宝宝学会了翻身，活动范围增加了，家长一定要注意宝宝的安全。

精细动作能力

1. 摇晃小沙锤

【测评内容】观察宝宝握住小沙锤后，是否会摇动小沙锤

【测评环境】温暖的室内，床上，避免干扰　　　　【测评工具】小沙锤

【测评方法】

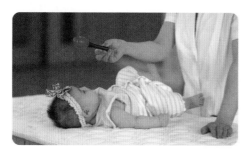

第1步：让宝宝躺在床上，家长拿着小沙锤在宝宝眼前晃动，吸引注意。

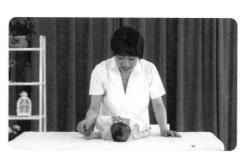

第2步：将小沙锤递到宝宝手里，让宝宝握住。同时对宝宝说："宝宝，抓住小沙锤。"

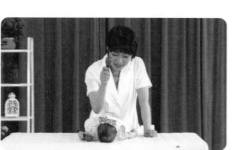

第3步：宝宝握住小沙锤之后，家长跟宝宝说："摇一摇小沙锤！"同时观察宝宝摇晃小沙锤的情况。

优秀	良好	较弱	特殊情况
摆动小沙锤的角度能够达到15度，可得满分2分。	摆动小沙锤的角度为5~14度，可得1分。	摆动小沙锤的角度小于5度，得0分。	宝宝进入口欲期，拿到小沙锤后会立刻塞到嘴里啃咬。

2. 抓取胸部上方的玩具

【测评内容】宝宝仰卧时，抓取胸部上方的玩具

【测评环境】温暖的室内，床上，避免干扰　　　　【测评工具】小沙锤

【测评方法】

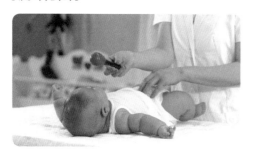

第1步：宝宝仰卧，家长在其胸上方摇晃小沙锤，吸引宝宝的注意。

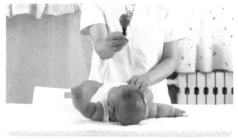

第2步：在宝宝注视小沙锤后，家长把小沙锤自宝宝鼻子上方约45厘米处降至30厘米处（宝宝刚好能够到的位置）。

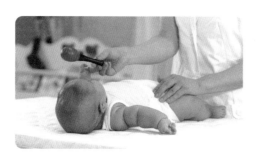

第3步：家长跟宝宝说："宝宝，来拿小沙锤。"

优秀	良好	
宝宝注视小沙锤，并在5秒之内双手一起伸到中线处拿小沙锤，可得满分2分。	宝宝注视小沙锤，伸出一只手到中线处拿小沙锤，另一只手偏离中线，可得1分。	宝宝未伸手，还在中线以外，得0分。

3. 伸展手臂

【测评内容】宝宝仰卧时，观察宝宝能否伸直手臂去够小沙锤

【测评环境】温暖的室内，床上，避免干扰　　　　【测评工具】小沙锤

【测评方法】

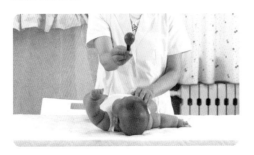 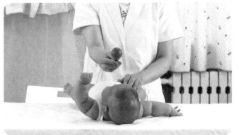

第1步：宝宝仰卧位，家长将小沙锤举到宝宝胸部上方约30厘米处。

第2步：同时对宝宝说："宝宝来拿小沙锤。"

优秀	良好	较弱
宝宝能够伸直双臂去够小沙锤，可得满分2分。	宝宝对小沙锤有反应，但是手伸到了其他方向或屈肘够小沙锤，可得1分。	宝宝的手臂保持原位不动，或者对小沙锤没有任何反应，得0分。

💬 朝虹老师答疑 ···

Q1: 这项测评和测评2（P81）有什么不同？

A1: 这项测评考察的是在宝宝仰卧的状态下，是否会伸出手臂，以及伸手去拿东西的时候，他的手臂呈什么状态。测评2考察的是宝宝需要花多长时间能够拿到胸前的玩具，以及宝宝的双手是否能伸到中线的位置。从本质上说，这两项测评考察的都是宝宝的手眼协调能力，以及对周围事物的探索能力。

Q2: 宝宝的手臂去够小沙锤的时候，只要没有伸直，那对应的评测结果都是良吗？

A2: 如果宝宝是在屈肘且夹角小于90度的情况下去够小沙锤，那结果就是良。

4. 头对中线

【**测评内容**】托住腋下将宝宝抱起来，将宝宝的身体向两侧倾斜，观察宝宝的头能否保持对正身体中线

【**测评环境**】温暖的室内，床上，避免干扰　　　　【**测评工具**】无

【**测评方法**】

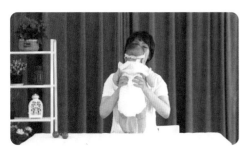 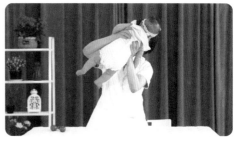

第1步：扶着宝宝腋下将宝宝抱起来，家长与宝宝面对面。

第2步：将宝宝的身体向两侧倾斜，先向左倾斜45度，中间不停顿，回到中线，再向右倾斜45度。即：左→中→右→中。

优秀	良好	
在倾斜过程中，宝宝的头保持对中线的时间占比达到75%以上，可得满分2分。	宝宝的头保持对中线的时间占比达到50%~74%，可得1分。	宝宝的头保持对中线的时间占比不足50%，得0分。

💬 朝虹老师答疑 ···

Q：平时可以用托住腋下的方式抱宝宝吗？

A：3月龄的宝宝，通过之前每天俯卧抬头练习，颈背部肌肉增强，这时是可以扶着宝宝的腋下抱来的，但不建议持续做此动作，只作为抱起的方式，还需要家长用手辅助支撑。

5. 躯干稳定性

【**测评内容**】观察宝宝坐着时躯干维持平衡的能力

【**测评环境**】温暖的室内，避免干扰

【**测评工具**】平坦硬实的床或者桌子

【**测评方法**】

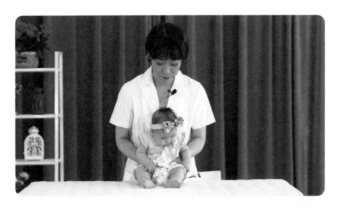

第 1 步：让宝宝坐在平坦硬实的床或者桌子上，双手扶住宝宝的髋部。

第 2 步：将宝宝的双手放在平面上做辅助支撑，并观察宝宝的躯干和腿之间的角度。

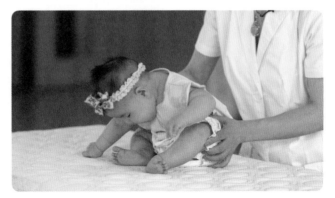

优秀	良好	较弱
躯干和腿之间的夹角大于 30 度，且能够保持 5 秒，可得满分 2 分。	躯干和腿之间的夹角小于 30 度，且能够保持 5 秒，可得 1 分。	宝宝的躯干紧贴在腿上，无法抬起，得 0 分。

6. 前臂支撑，头胸抬起

【测评内容】宝宝俯卧时，将前臂作为支撑，抬起头胸

【测评环境】温暖的室内，避免干扰

【测评工具】床或者桌子，小沙锤

【测评方法】

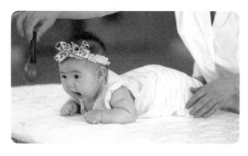 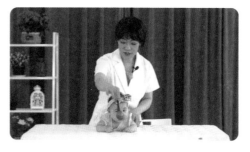

第1步：让宝宝趴在床或桌面上，家长在宝宝的头上方摇晃小沙锤，吸引宝宝的注意。

第2步：观察宝宝能否将前臂作为支撑，抬起头胸。

优秀	良好	
宝宝前臂作为支撑，抬起头胸45度以上，维持5秒，可得满分2分。	宝宝前臂作为支撑，头胸抬起45度以上，维持3~4秒，可得1分。	宝宝前臂作为支撑，头胸抬起角度达不到45度，且维持不足3秒，或者宝宝趴着不动，得0分。

💬 **朝虹老师答疑** ···

Q: 3月龄的宝宝不会抬头，是不是发育迟缓？

A: 出现这种情况，大部分还是和平时缺乏相应的练习有关，宝宝的颈背肌力量没有得到充分的锻炼，无法很好地抬头。对于这种情况，家长只要平时多给宝宝抬头练习的机会，多互动引导并鼓励，宝宝很快就能达到正常的发育水平。如果经过练习之后，宝宝的表现还是远远落后于同龄人，那就建议家长带他到专业的机构去做检查。

说明：此项测评4月龄的宝宝仍需进行，后文不再赘述。

典型发育滞后问题 & 家庭训练方案

3月龄的宝宝出现以下发育滞后现象，家长需要格外重视。可以按照书中讲解的内容在家中加强对宝宝的发育训练，必要时尽早带宝宝到专业机构进行检查，以听取医生的建议。

家庭训练方案 1：宝宝拿到小沙锤没反应怎么办

宝宝拿着小沙锤，既没有放进嘴里，也没有摇动的动作，只是拿着。

【专家分析原因】

这种情况是由于宝宝的大脑中没有存储玩具可以用来摇晃的记忆，因此拿着小沙锤，并不知道它可以用来摇晃。要解决这个问题，需要家长为宝宝做出示范。待宝宝明白了小沙锤可以用来摇晃后，他就会模仿着做出摇晃的动作。

【家庭训练方案】

家长可以将一个一样的小沙锤举到宝宝面前，同时对宝宝说："宝宝你看，我也有一个小沙锤。"这时，宝宝能够看到你拿着的动作，你再给他个口令："宝宝跟我一起摇一摇。"

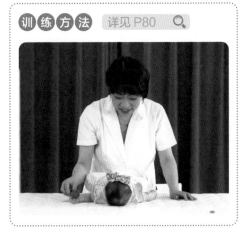

训练方法　详见 P80

+训

宝宝进步啦！

摇晃练习，可以锻炼宝宝的手眼协调能力，增强手腕的力量和手指的配合度。可别小看了宝宝的学习能力，只要家长多做几次示范，宝宝很快就能欢快地摇晃自己喜欢的玩具了。此外，训练的过程也是家长和宝宝增进情感的好机会。

家庭训练方案 2：无视家长拿来的小沙锤怎么办

宝宝仰卧时，对家长举到胸部上方的小沙锤视而不见，没有伸手去拿的动作。

【专家分析原因】

　　这种情况与宝宝平时缺乏伸手去够东西的练习有关。有些家长可能会觉得，宝宝这么小，拿东西都拿不好，怎么知道主动去够东西呢？宝宝虽小，但对世界具有强烈的好奇心，家长的这种做法实际上是压制了宝宝的探索欲，不利于宝宝的成长发育。

【家庭训练方案】

　　建议通过视觉、触觉、听觉上的刺激，来激发宝宝的探索欲。

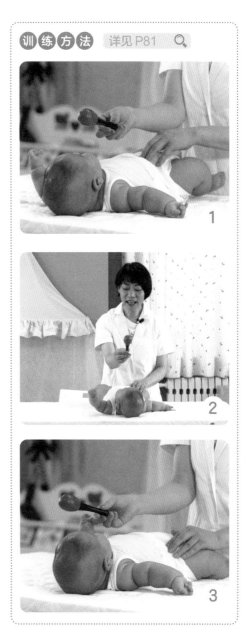

训 练 方 法　　详见P81

1

2

3

+训

宝宝进步啦！

经过看、触、听这一系列刺激后，宝宝会有意识地把手举起来张开。在宝宝已经主动做出一些动作的时候，家长要再鼓励宝宝一下，比如"宝宝可以拿小沙锤了"，让他拿起刚才触碰到的小沙锤，这个时候宝宝就会获得成就感。

家庭训练方案3：宝宝颈背肌力量较弱怎么办

宝宝在坐着时头和躯干无法抬起；被托着腋下抱起后身体倾斜，无法完成头对中线；俯卧时无法用前臂支撑抬起头胸。

【专家分析原因】

这些情况出现的原因是宝宝颈背肌的力量较弱，不足以支撑他在改变姿势后保持平衡，完成测评动作。

【家庭训练方案】

家长仍然需要强化宝宝的俯卧位头胸抬起练习（见 P33），以此增强宝宝的颈背肌力量。在宝宝完全清醒且配合的状态下，每天做多次俯卧位抬头练习，每次练习1~3分钟。练习时，让宝宝俯卧，家长用玩具引导宝宝将前臂作为支撑，抬起头胸。注意，床面要硬一些，练习的时间不要太长，以免宝宝劳累。练习一段时间后，可将训练时间逐渐延长至3分钟。

此外，还可以抱着宝宝做竖头的练习（见 P68），方法是将宝宝竖立抱起后，不要扶住宝宝头，让头部自然直立片刻。每天练习四五次即可。

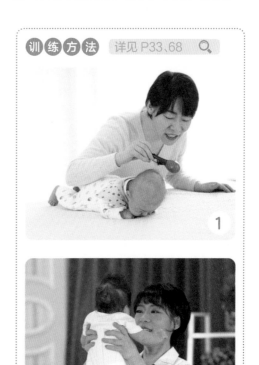

训练方法 详见 P33、68

①

②

+训

宝宝进步啦！

如果通过每天的练习，宝宝的颈背肌力量变强，做练习时躯干稳定性越来越好，能够做到头对中线，抬起头和胸的时间可以保持1分钟以上了，那就说明我们的练习取得了良好的效果。这些练习要长期坚持。

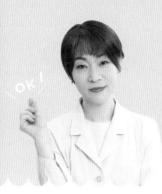

PART3

朝虹老师教你怎么养孩子

为啥你的宝宝测评指标弱

【忽视宝宝的口欲期】

有的家长爱干净，在宝宝吃手的问题上管得特别严格。当宝宝吃手时，有的家长呵斥或打宝宝的小手，还有的家长会把宝宝的衣袖接得很长，粗暴地阻止宝宝吃手，其实这样做都不利于宝宝的成长。

宝宝从约2月龄起就开始探索世界，也就是进入了口欲期，宝宝的口欲期通常会持续到1岁半，如果得不到充分的满足，有的宝宝的口欲期甚至可能延续到3岁以上。

处于口欲期的宝宝，拿到的任何物体都要放到嘴里尝一尝、咬一咬。所以拿到小沙锤后，他也是通过嘴唇、舌头来认识它的。在这个阶段，啃咬是宝宝认识世界的唯一手段，适度的啃咬有利于宝宝乳牙的萌出，也有利于宝宝后期的语言发育。

家长可以购买安全的、质量好的玩具或游戏道具，另外要经常给宝宝洗手，宝宝的玩具也要经常清洗、消毒，在安全卫生的前提下充分满足宝宝的口欲。

【三翻六坐】

传统观念有"三翻六坐"的说法，也就是说宝宝到了3月龄就肯定会翻身了。实际上宝宝的发育有个体差异，宝宝到了3月龄就可以练习翻身，6月龄之内会翻都是可以的。家长不必为此感到紧张或焦虑，而是要进行科学的引导，家长的情绪会直接影响到宝宝对于运动技能的掌握。

如果宝宝到了6月龄还不会翻身，一定要去医院进行检查，看看是不是有发育的问题。

自然养育的方法

【示范与鼓励并行】

当某个动作宝宝做得达不到预期效果时，家长可以将示范与鼓励结合，帮助宝宝学会。比如宝宝不知道摇晃小沙锤，家长可以拿起另一个摇晃，在宝宝看到后停顿一下并跟他说："宝宝你也摇一下。"家长要留给宝宝充足的反应时间，让他可以处理这些信息，想一想家长刚才做了什么动作，给出的是什么指令。理解了这些信息后，他有可能会做一个轻微的摇晃的动作。

考验家长敏锐观察力的时刻到了。如果发现宝宝已经轻轻地摇了摇小沙锤，或者说手腕微微地晃了晃，就要鼓励他："宝宝你真棒！学会摇小沙锤了。咱们再试一试。跟我一起摇一摇。"家长要反复给宝宝做示范动作。宝宝听到鼓励之后，可能马上就会做幅度稍大一些的摇晃动作了。

【有规律地进行训练】

训练时，可以从视觉、触觉、听觉等多方面给予宝宝刺激。可以先将小沙锤举到宝宝胸前让他看到，进行视觉刺激；然后把小沙锤移动到宝宝的手边，给宝宝触觉上的刺激；最后，刺激宝宝的听觉，叫他过来拿一下，引导宝宝做出反应。

每次训练都要左右手各练习一次。如果做完一次训练后，发现宝宝的探索欲不是特别强烈，需要再增加一次训练，但训练次数最多不超过三次，以免宝宝疲劳。每天可以选三个时间段来进行这项训练。用不了多久，宝宝就会对这个世界充满好奇，很乐于去探索。

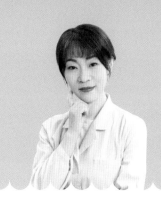

过度保护限制成长

上文我们提到过，有的家长因为爱干净不让宝宝吃手、啃玩具，忽视了宝宝口欲期的重要性，一定程度上限制了宝宝的成长，这其实就是一种过度保护的表现。过度保护对宝宝的成长危害是极大的，家长因为太过害怕宝宝受伤、生病，有求必应，会让宝宝失去锻炼的机会，产生依赖心理，久而久之，身心发育都会受到影响。

过度保护是家长的心病

我接触过一个6月龄的宝宝，他已经能自己坐得很稳了，但是当他自己去拿积木的时候，妈妈怕他摔倒，手始终在背后护着。我告诉她在柔软的床上即使摔倒了宝宝也不会受伤，要让他学会自己保护自己。妈妈松开手，宝宝拿玩具拿得很稳，精细动作练习得非常好，但是不一会儿这位妈妈又开始下意识地护着宝宝了。

由此可见，这种过度的不放心，并非是宝宝真的需要特殊保护，而是这位妈妈自己的心病。

要给宝宝创造安全的环境

为了在保证宝宝安全的同时又不限制他的成长，我们可以给宝宝创造安全的成长环境。

1. 在床边、地垫上宝宝活动的范围内装上安全围栏。

2. 经常清理床面、地垫，保证宝宝不被质地较硬的玩具硌伤。

3. 家具的边角可以用防撞条包住。

4. 购买安全材质的玩具，经常清洗、消毒。

当然，在做好安全防护的同时，家长仍然需要时刻注意陪伴、适当保护宝宝，防止意外发生。

第六章
4 月龄
120~149天

4 月龄的宝宝大多已经学会翻身了，给他创造安全的运动环境吧！

4 月龄宝宝成长指标

性别	体重（千克）	身长（厘米）	头围（厘米）
男宝宝	5.25~10.39	57.9~71.7	40.4~43.1
女宝宝	4.93~9.66	56.7~70.0	39.5~41.9

看视频学测评

能力指标

4月龄宝宝的身体协调能力进一步提高，更有力量，也更加灵活。趴着的时候用前臂作为支撑，头和胸抬起来的时间更长了。除此之外，他还学会了侧翻身，头和眼球可以灵活地转动。宝宝的手眼协调能力有了很大的进步，不仅能够抓起固定不动的玩具，对于摇晃着的玩具，他也跃跃欲试。在情感上，他更渴望父母的陪伴和呵护，如果得不到满足，宝宝可能会大哭。对于陌生的事物，宝宝有的时候会表现出茫然或者不知所措，家长要多鼓励宝宝，给宝宝营造轻松安全的成长环境，这样宝宝才敢于探索新鲜事物，提升对周围环境的认知水平。

4月龄宝宝能力测评指标：共计8项，每项满分2分，总计满分16分

能力		测评指标	分值
运动反射	1	姿势反射：宝宝仰卧转头的时候，四肢会做出伸展和屈曲的动作	2
精细动作能力	2	抱坐位够小沙锤：宝宝坐在家长的腿上时，会伸手去够放在桌子上的小沙锤	2
	3	坐位头对中线：宝宝在有辅助支撑坐起时，在转头追踪移动玩具的过程中，能够保持头对中线	2
	4	前臂支撑，头胸抬起：宝宝俯卧时，将前臂作为支撑，抬起头胸	2
	5	侧翻身：宝宝仰卧，去够小沙锤的时候，身体翻滚到侧卧的状态	2
大运动能力	6	伸臂伸腿：宝宝俯卧时，看到面前悬吊的玩具，会伸手伸腿	2
	7	仰卧位手伸向中线：宝宝仰卧时，看到悬挂着的玩具，会伸手去够玩具	2
	8	两手相触：宝宝俯卧时，让他的双手在中线位置触碰一下，然后观察双手接触的时间	2

PART 1

4月龄宝宝发育家庭测评方法

4月龄的宝宝活动能力进一步提升，测评时家长要注意保护宝宝的安全。

运动反射

1. 姿势反射

【测评内容】宝宝仰卧，转头的时候，观察宝宝肢体动作

【测评环境】温暖的室内，避免干扰　　　　【测评工具】床或桌子

【测评方法】

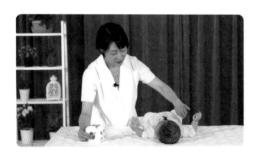 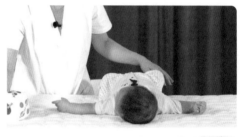

第1步：宝宝仰卧位，家长将宝宝的脸转向左侧或右侧，使宝宝的脸颊与床面平行。

第2步：保持这个姿势3秒钟，同时观察宝宝的肢体反应。

优秀	良好	较差
如果宝宝的上、下肢没有随着头一起移动，可得满分2分。	如果宝宝把头转向一侧时维持3秒，比如转向左侧，他的左侧上、下肢呈现伸展状，右侧上下肢则屈曲；随即再将宝宝的头改变方向，宝宝上、下肢的姿势相应地改变，可得1分。	把头转向一侧时维持3秒，比如转向左侧，宝宝的左侧上、下肢呈现伸展状，右侧上下肢则屈曲；随即再将宝宝的头改变方向，他的上下肢的姿势还是保持刚才的状态，没有改变就得0分。

说明：5月龄的宝宝仍需做这项测评，后文不再赘述。

Q: 宝宝的姿势反射表现较弱，平时需要做哪些训练呢？

A: 随着月龄的增长，宝宝的反射动作会逐渐消失。姿势反射通常会在宝宝 6 月龄的时候消失。所以，如果 4 月龄的宝宝在这方面的表现为良或者弱，也就是在转头的时候，无法达到四肢保持不动的状态，家长也不用紧张，到了 5 月龄和 6 月龄，我们还会再看看宝宝的姿势反射有没有消失。所以，这方面不需要做特殊的训练，后文也不再赘述。

精细动作能力

2. 抱坐位去够小沙锤

【测评内容】家长抱着宝宝坐在桌边，观察宝宝是否会伸手去够放在桌子上的小沙锤

【测评环境】温暖的室内，避免干扰　【测评工具】小沙锤、桌子、素色桌布或毛巾

【测评方法】

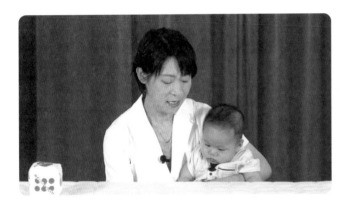

第 1 步：家长在桌子旁边坐下，让宝宝面对着桌子坐在自己的腿上。

第 2 步：将小沙锤放在铺有素色桌布或毛巾的桌子上，距离宝宝 6~8 厘米。

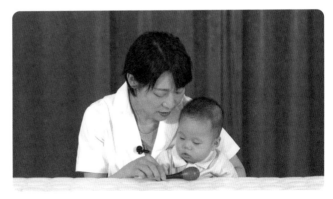

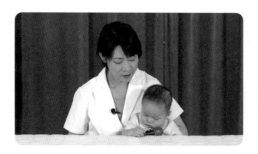

第3步：给宝宝口令：
"宝宝，去拿小沙锤。"
同时观察宝宝的反应。

优秀	良好	欠佳
宝宝能够伸手抓住沙锤，可得满分2分。	宝宝只是碰了碰小沙锤，并没有抓住，可得1分。	宝宝只是朝小沙锤的方向伸了伸手臂，得0分。

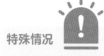

特殊情况

部分宝宝由于平时互动抓握能力的练习较少，多以家长递到宝宝手里为主，所以造成宝宝不会主动伸手。还有的宝宝看到小沙锤后，注视目标的时间较短，没有关注目标，很快就将目光移开了。这种情况下，宝宝也不会主动去拿小沙锤。

💬 **朝虹老师答疑** ··

Q1：在做这个练习时，为什么要铺上素色的桌布或毛巾？

A1：这么做有两个原因。第一，由于桌面比较坚硬，将小沙锤直接放到桌子上的声音，对宝宝来说可能有点刺耳，易惊吓到宝宝，这会让宝宝感到不安。第二，选择素色桌布是因为假如颜色过于鲜艳，比如红色或亮黄色，宝宝的注意力可能就落在毛巾或桌布上了，从而忽视小沙锤。

Q2：还有哪些注意事项？

A2：要注意小沙锤的摆放位置，以及宝宝与桌面的距离。小沙锤与宝宝之间的距离以6~8厘米为宜，宝宝的胸部要与桌面平齐，不要离桌子太远，这样，宝宝一伸手就能够到小沙锤。

3. 坐位头对中线

【**测评内容**】宝宝在有辅助支撑坐起时，在转头追踪移动玩具的过程中，能够保持头对中线

【**测评环境**】温暖的室内，床上，避免干扰　　　　【**测评工具**】枕头、玩具

【**测评方法**】

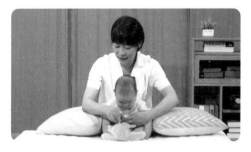

第1步：在宝宝身体的左右两侧放两个枕头（尽量选择有一定重量的枕头，比如荞麦皮枕头），辅助宝宝保持坐姿。

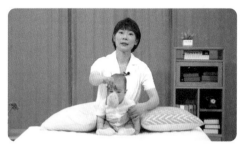

第2步：家长用玩具吸引他的注意，玩具与宝宝保持大约30厘米的距离。

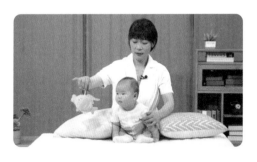

第3步：当宝宝注视玩具的时候，家长把玩具向左或向右移动。以左侧为例，按照"中－左－中－右－中"的顺序移动玩具，两次移动需要间隔4秒。观察宝宝的头部能否保持对中线。

优秀	良好	
宝宝在转头追踪玩具的过程中，保持头对中线达到8秒，可得满分2分。	宝宝保持头对中线4~7秒，可得1分。	宝宝保持头对中线低于4秒，得0分。

4. 前臂支撑，头胸抬起（详见P85）

5. 侧翻身

【测评内容】宝宝仰卧，向侧前方够玩具的时候，身体翻滚到侧卧的状态

【测评环境】温暖的室内，床上，避免干扰　　　　　【测评工具】玩具

【测评方法】

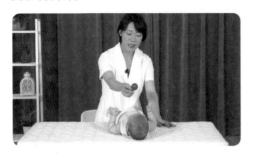 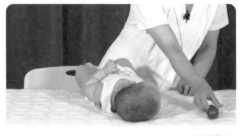

第1步：宝宝仰卧，家长将玩具举到宝宝头上方约30厘米处，吸引宝宝的注意。

第2步：宝宝伸手去够玩具时，家长将玩具向左侧或者右侧移动约75度，同时观察宝宝的侧身情况。

优秀	良好	较弱
宝宝伸手去拿玩具时，双侧都能够翻滚到恰好侧卧的状态，可得满分2分。	宝宝只有一侧能翻滚到侧卧的状态，可得1分。	宝宝没有侧翻的动作，还是保持仰卧的姿势，得0分。

💬 **朝虹老师答疑**

Q：侧翻身考察的是宝宝的哪些能力？

A：宝宝侧翻身去拿玩具的过程，是处理信息的过程。当玩具位于宝宝眼前的时候，他知道一伸手就能够到。但当他发现玩具被移动到了身体的一侧，他的大脑会加工处理：怎样才能拿到这个玩具呢？于是他使劲够，终于通过体位改变够到了玩具。宝宝通过探索，协调手眼，并控制身体来完成了侧翻的动作。

说明：5月龄的宝宝仍需做这项测评，后文不再赘述。

6. 伸臂伸腿

【测评内容】宝宝俯卧时，看到面前悬吊的玩具，会伸手伸腿

【测评环境】温暖的室内，床上，避免干扰

【测评工具】悬吊着的玩具

【测评方法】

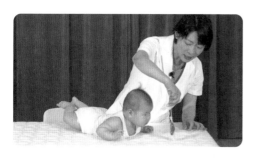 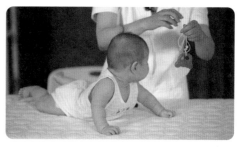

第1步：宝宝俯卧位，在宝宝面前约30厘米处悬吊一个玩具，吸引宝宝的注意，同时说："宝宝，来够一够。"

第2步：当宝宝看到玩具，伸手想去拿时，观察宝宝四肢的动作。

优秀	良好	
宝宝的四肢同时或者交替离开床面，且能够保持3秒，可得满分2分。	宝宝的四肢同时或交替离开床面，且能保持1~2秒，或者宝宝只伸出双臂或伸双腿，且能保持3秒，可得1分。	宝宝趴着不动，四肢没有做出任何动作，得0分。

💬 **朝虹老师答疑**

Q: 宝宝趴着的时候，对举到眼前的玩具无动于衷，这是为什么？

A: 可能有几个原因。如果床面较软，宝宝在够东西的时候，他一伸手，很容易失去平衡，平衡感的丧失会令宝宝不安，产生恐惧后就不敢去尝试了。还有可能是周围的环境中有很多干扰，宝宝的注意力被分散了，没办法集中在眼前的玩具上。在玩具的选择上，建议家长们选择布艺玩具等比较柔软的玩具，不要选择质地坚硬的，以免宝宝趴着时磕到玩具上受伤。

说明：5月龄的宝宝仍需做这项测评，后文不再赘述。

7. 仰卧位手伸向中线

【测评内容】宝宝仰卧时，用悬吊着的玩具或小沙锤吸引他的注意力，宝宝会伸手去够玩具

【测评环境】温暖的室内，床上或桌子上，避免干扰

【测评工具】悬吊着的玩具或小沙锤

【测评方法】

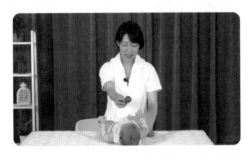

第1步：将小沙锤举在宝宝头上方约30厘米的位置，同时给宝宝指令："宝宝，来拿玩具。"

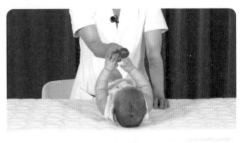

第2步：当宝宝看到玩具后，观察宝宝双手的动作。

优秀	良好	较弱
宝宝能够伸手去够玩具，且至少有一只手伸到了中线附近约10厘米的范围之内，可得满分2分。	宝宝伸出了一只手，伸向任何一个方向，可得1分。	宝宝的手没有任何动作，得0分。

特殊情况

有的4月龄宝宝在面对吊起来的、左右摇晃的玩具时，会感到茫然不知所措，这种情况下，他就不会伸手去够这个玩具。还有的宝宝伸手去够但没抓住，不愿意继续尝试。或者因为家长在床头挂了太多玩具，宝宝对此失去新鲜感，干脆视而不见。

8. 两手相触

【测评内容】宝宝仰卧时，握住宝宝双手的手指在中线处碰在一起，观察宝宝手接触的状态

【测评环境】温暖的室内，避免干扰　　　　　【测评工具】无

【测评方法】

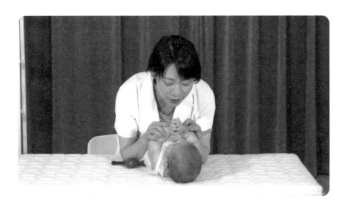

第1步：宝宝仰卧位，家长握住宝宝的两个前臂，让宝宝双手指在中线处触碰在一起。

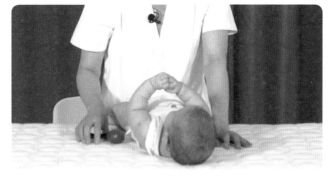

第2步：家长松手，同时对宝宝说："宝宝，来抱抱手。"观察宝宝双手手指互相接触的时间。

优秀	良好	
宝宝双手手指可以接触5秒，可得满分2分。	宝宝双手手指可以接触3~4秒，可得1分。	宝宝双手手指接触不足3秒，得0分。

典型发育滞后问题 & 家庭训练方案

4月龄的宝宝会有以下比较常见的发育滞后的情况，家长可以按照书中讲解的内容在家中加强对宝宝的发育训练，必要时家长尽早带宝宝到专业机构进行检查，以听取医生的建议。

家庭训练方案1：宝宝不主动够小沙锤怎么办

家长抱着宝宝坐在桌子旁，宝宝只是朝桌子上的小沙锤伸了伸手，既没有拿起，也没有触碰。

【专家分析原因】

由于宝宝平时的抓握练习做得比较少，导致手眼的协调能力较差，看了小沙锤一眼后，没有注视，很快就将目光移向别处，这表明宝宝对小沙锤缺乏认知和探索欲。

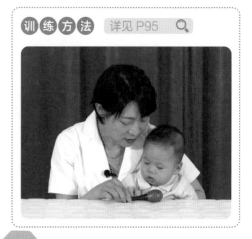

训练方法 详见P95

【家庭训练方案】

家长可以将小沙锤举到宝宝面前，对宝宝说："宝宝，看，小沙锤。"待宝宝看到小沙锤后，家长用小沙锤敲一下桌子，当宝宝的目光随着小沙锤移动后，再鼓励宝宝去拿小沙锤。

如果宝宝伸手去拿的意愿较弱，家长可以用小沙锤触碰宝宝小手，引导宝宝伸手，然后对宝宝说："宝宝，把这个小沙锤拿起来。"然后家长松开手，让宝宝主动伸手去够。

+训

宝宝进步啦！

在练习的过程中，每次都要给宝宝明确的指令。这些信息的输入对宝宝来说非常重要。经过一段时间的练习，宝宝就可以轻松拿起桌子上的小沙锤摇晃着玩了。听到小沙锤发出的沙沙声，宝宝会开心地咯咯笑，真的太有成就感了。

家庭训练方案2：宝宝坐位头对中线能力较弱怎么办

宝宝在追踪移动的玩具时，躯干前倾，最终趴在腿上。

【专家分析原因】

出现这种情况是因为宝宝颈背部及胸腹部肌肉的力量不足，在改变体位或姿势的过程中，没有办法保持躯干的稳定。因此，当他在转头注视玩具时，会逐渐向前倾斜，最终趴在腿上。

【家庭训练方案】

建议通过俯卧位头胸抬起练习（见P33）或者仰卧位牵拉坐起练习（见P67），来提升宝宝颈背肌和腹肌的力量。做俯卧位抬头练习时，家长可以用玩具吸引宝宝的注意力，并通过口令向宝宝传递来拿玩具的信息。家长可以说"宝宝，够一够玩具"或者"宝宝，拿玩具"。通过视觉、听觉上的刺激，来激发宝宝的好奇心，让宝宝做出伸手去拿玩具的动作。

此外，我们也可以通过飞机抱的方式，或者让宝宝面朝前、背靠家长胸口的竖抱方式，让宝宝保持向前看的姿势。练好头对中线的能力，能为以后学坐打好基础。

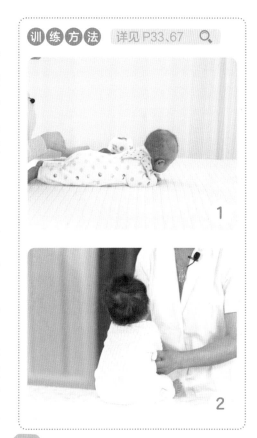

训练方法 详见P33、67

1

2

+训

宝宝进步啦！

这些练习不限时间和次数，宝宝状态好随时都可以进行。好好帮助宝宝做练习，在这个过程中与宝宝多一些互动和交流，不但有利于宝宝的身体发育，还能加深与宝宝的感情。在家长的陪伴下，不知不觉中，宝宝变得更加强壮、开朗了。

家庭训练方案 3：宝宝够小沙锤时不会侧翻身怎么办

宝宝仰卧去够小沙锤时，身体没有翻滚的动作。

【专家分析原因】

很多 4 月龄的宝宝，平时仰卧的时间更多，很少做俯卧位的抬头练习。抬头抬得不好的宝宝，通常也不会侧翻身。

【家庭训练方案】

建议家长平时给宝宝做俯卧位头胸抬起练习，来锻炼宝宝的双上肢、颈背部及胸腹部肌肉力量。此外，还可以让宝宝做一些翻滚练习，增强他的身体协调能力。具体的训练方法是：当宝宝仰卧时，家长将玩具举到宝宝胸前，引导宝宝把手伸到胸前来拿玩具；发现宝宝有兴趣来拿玩具后，我们可以将玩具移动到宝宝身体的一侧，鼓励他翻身够玩具。在宝宝伸手去够玩具的过程中，他侧翻身的能力就会逐渐培养出来。

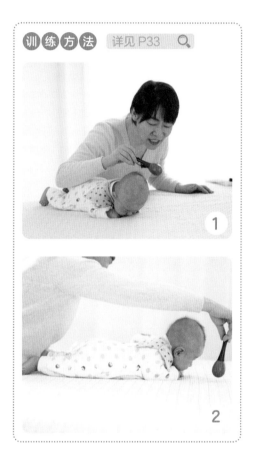

训 练 方 法　详见 P33

1

2

+训

宝宝进步啦！

宝宝侧翻身去拿玩具的过程，是他的大脑对这些信息进行加工理解的过程。经过思考，他发现需要把身体侧翻过去才能拿到，于是他就会将身体及手眼配合协调起来，努力翻到一侧，这样问题就解决了。

家庭训练方案 4：宝宝不去够悬吊玩具怎么办

宝宝仰卧，看到悬吊着的玩具时，没有伸手到中线去够的动作。

【专家分析原因】

出现这种情况有如下几个原因。

1. 有的宝宝上肢肌张力偏高，上肢的活动范围局限在了身体的侧方，也就是中线以外更大的范围。

2. 有的宝宝由于平时很少做抓握练习，连小沙锤都拿不好，面对这种悬吊着还可能摇晃的玩具，基本上没有去拿的欲望。

3. 有的宝宝在面对可以移动的玩具时，一时无法适应，不知所措，所以就会表现出毫无反应。

【家庭训练方案】

家长平时可以多给予宝宝一些鼓励。我们可以用小沙锤或者悬吊的玩具轻轻地触碰宝宝的手，鼓励他说："宝宝，来拿。"然后，回到中线位置，待宝宝的头脑理解加工之后，他就能逐渐明白，悬吊玩具就是按照这种轨迹来回摆动的。当宝宝觉得安全时，他才会想去尝试。

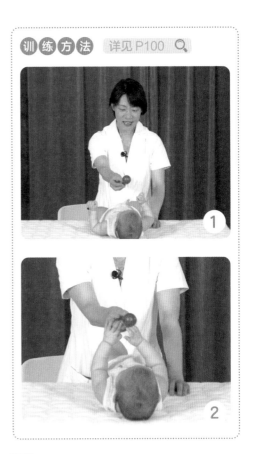

训练方法 详见P100 🔍

1

2

+训

宝宝进步啦！

宝宝对新鲜事物的认知能力还不够，所以会产生恐惧的心理。因此，家长要用宝宝能接受的方式，循序渐进地引导宝宝去尝试。通常这样刺激两三次之后，宝宝到中线去够玩具的能力就会有明显的提升。

家庭训练方案 5：宝宝双手指尖相触时间短怎么办

将宝宝的双手凑到胸前后，宝宝双手指尖接触的时间较短。

【专家分析原因】

　　出现这种情况，是由于宝宝双上肢肌张力比较高，肌肉不够放松，很难将双手抱在胸前。

【家庭训练方案】

　　两手相触的训练很简单。我们在跟宝宝交流的时候，随时可以把他的双手凑到胸前，然后帮助他轻轻地拍拍手，或者轻轻地搓一搓，让宝宝了解自己的手的触感。一段时间过后，宝宝就能自己将双手抱在一起了。

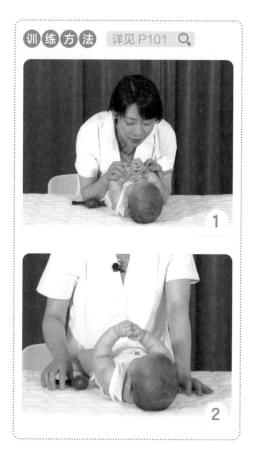

训练方法　详见 P101

+训

宝宝进步啦！

这项训练没有时间和练习次数的要求。如果宝宝将双手抱着举到眼前并注视着，说明他有兴趣想要玩一玩自己的手。这时候，我们就可以让他玩一玩，锻炼宝宝双手的灵活性。认知自己的身体部位是很重要的。

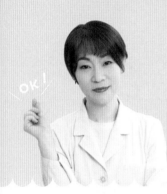

PART3

朝虹老师教你怎么养孩子

为啥你的宝宝测评指标弱

【对宝宝缺乏信心】

在对宝宝进行翻身的测评时,有的家长会说:"他不爱抬头,也不爱趴着,一趴下就要哭。"宝宝虽然听不懂具体的意思,但是家长失望、否定的语气还是会影响到宝宝。

那如何正确引导呢? 家长不要去关注宝宝哭这件事,当宝宝翻过去时,可以鼓励他说:"宝宝你趴得真好。来看看,这是刚才你要的玩具。"他的注意力被你引导到玩具上,完全忽略了自己不喜欢趴着的姿势,那他就能多趴一会儿,慢慢地他会发现趴着也能玩很多游戏。有兴趣之后宝宝翻身的主动性慢慢就建立起来了。

很多时候宝宝翻身晚也是由家长错误的养育方式造成的,家长要相信宝宝,给他机会,方法对了,他就会进步得更快。

【趴得少,抱得多】

4月龄的宝宝发育相对慢一些,主要体现在翻身晚,最主要的原因就是让宝宝趴得少,抱得多。有的家长长时间抱着宝宝,即使让宝宝趴,时间也很短,趴1~2分钟就不再继续了。

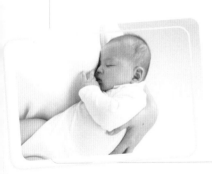

每天被抱着到处溜达,宝宝的专注度也会受到影响。宝宝的眼睛从这面墙上迅速移到另外一面墙上,看的东西五花八门,导致他很难注视一个固定的目标。抱着宝宝时,遇到某个地方有一幅画,或者有一盆花,家长应该驻足,引导宝宝去看:"宝宝你看,这是什么什么。"简单地描述,给宝宝更多观察事物的机会。

【语言刺激】

4月龄的宝宝已经可以主动跟家长沟通了，家长多和宝宝语言交流，可以发展宝宝社会交往能力。宝宝除了发"a、o、e"等元音之外，还会发"b、p、d、n、g、k"等辅音，还有"dada、baba、nana、mama、papa"等声音，就像是在叫"爸爸""妈妈"一样。

无论宝宝发出了什么样的声音，家长每次都要有回应，家长说话声调要高，句子要短，要有感情。长此以往，可以提升宝宝说话的欲望。如果经常得不到回应，宝宝和人沟通的欲望就会逐渐降低。

【握持能力】

4月龄的宝宝握持小沙锤，重点是锻炼握持持续的时间，一般可以单次握持30秒以上再换手。小沙锤也可以换成其他形状的物体，如环形的、三角形的、正方形的等。

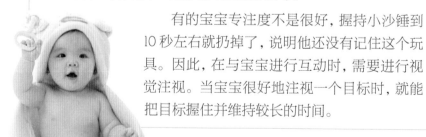

有的宝宝专注度不是很好，握持小沙锤到10秒左右就扔掉了，说明他还没有记住这个玩具。因此，在与宝宝进行互动时，需要进行视觉注视。当宝宝很好地注视一个目标时，就能把目标握住并维持较长的时间。

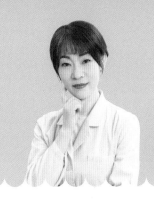

如何跟宝宝碎碎念

上文我们讲到，家长要多和宝宝进行语言沟通，让我们说得日常一点，就是跟宝宝碎碎念。经常有家长朋友问我："老师，我们应该怎么跟宝宝聊天呢？可以跟宝宝碎碎念些什么呢？"

碎碎念的时间

和宝宝碎碎念没有固定的时间，只要宝宝醒着，任何时候都可以碎碎念。比如宝宝睡醒后，你可以过去跟他打招呼："宝宝醒了？我是妈妈（爸爸）。宝宝睡得好不好呀？"检查宝宝需不需要换尿布时，你可以说："来，宝宝，妈妈（爸爸）帮你换尿布。"喂奶前，你可以跟宝宝说："宝宝饿不饿？我们一会儿准备喝奶哦！"只要你和宝宝互动，就可以对他碎碎念。

当然，如果宝宝困了，家长就不要再对他说话了，给宝宝提供安静的环境，保证他的睡眠质量。

碎碎念的内容

和宝宝碎碎念也没有固定的内容，任何拿给宝宝的东西、要给宝宝做的事都可以成为碎碎念的内容。比如你要给宝宝穿袜子，可以说："宝宝，这是你的袜子，妈妈（爸爸）给宝宝穿袜子。"抱着宝宝拿小沙锤时，摇一摇小沙锤，在宝宝看到后对他说："宝宝看，小沙锤，我们现在来玩小沙锤。"

碎碎念不是特意地要去说什么，而是把宝宝的日常生活随时说给他听，在潜移默化中进行语言刺激，完成前语言阶段的积累。

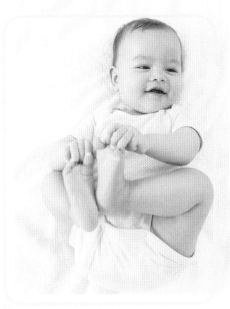

第七章
5月龄
150～179天

> 5月龄的宝宝会和家长进行简单的肢体互动啦！ ☺

5月龄宝宝成长指标

性别	体重（千克）	身长（厘米）	头围（厘米）
男宝宝	5.66～11.15	59.9～73.9	41.5～44.1
女宝宝	5.33～10.38	58.6～72.1	40.4～42.9

看视频学测评

能力指标

5月龄宝宝的变化非常明显。他不仅能轻松地从仰卧翻滚至俯卧，而且对爬开始跃跃欲试。他的手更加灵活，看到玩具会伸手去拿。虽然抓得还不够牢，但多尝试几次说不定就成功了。他的观察能力有了很大提高，在玩具落地的时候，他的目光会随之移动。

此外，宝宝可能会喜欢把玩具扔到地上，等家长捡起来，以此取乐，家长可不要生气哦！宝宝这是在展示自己的本领呢。

5月龄的宝宝辨识能力进一步提高，能轻松分辨出熟悉的人和陌生人，会开始认生，这表明宝宝长大了。

5月龄宝宝能力测评指标：共计8项，每项满分2分，总计满分16分

能力		测评指标	分值
精细动作能力	1	俯卧位拉绳子：用系着绳子的玩具吸引宝宝，宝宝会做出抓绳子的动作	2
	2	抱坐位取纸：抱着宝宝坐在桌子旁边，让宝宝去拿桌子上的纸	2
	3	抱坐位拿积木：抱着宝宝坐在桌子旁边，让宝宝去拿桌子上的积木	2
大运动能力	4	水平悬空托起：将宝宝水平托起，观察宝宝抬头的情况	2
	5	双手支撑坐位：宝宝坐位双手撑地时，观察宝宝保持平衡的时间	2
	6	屈腿：宝宝仰卧在床上，给宝宝"抱脚"的口令，观察宝宝的反应	2
	7	侧翻身：宝宝仰卧，身体可翻滚到侧卧状态	2
	8	伸臂伸腿：宝宝俯卧时，看到面前悬吊的玩具，会伸手伸腿	2

5月龄宝宝发育家庭测评方法

5月龄宝宝的变化较为显著，活动能力更强，因此在做家庭测评时，家长一定要格外注意宝宝的安全。

精细动作能力

1. 俯卧位拉绳子

【测评内容】宝宝俯卧时，用系着绳子的玩具吸引宝宝，看宝宝能否抓住绳子得到玩具

【测评环境】温暖的室内，避免干扰　　　　【测评工具】系着鲜艳绳子的玩具

【测评方法】

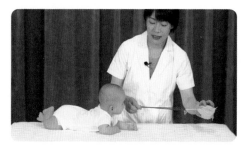

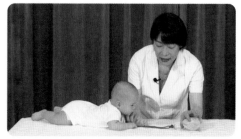

第1步：让宝宝趴在床上，家长拿着一个系着鲜艳绳子的漂亮玩具。

第2步：将绳子放在宝宝的两手之间，并对宝宝说："宝宝，拉绳子。"

优秀	良好	较弱
宝宝能抓住绳子，把玩具拉过来拿到手里，可得满分2分。	宝宝抓住、拉动或者触摸了绳子，可得1分。	宝宝只是看着玩具，没有触摸绳子，得0分。

特殊情况

有的时候，由于宝宝注视的时间较短，没有注意观察绳子和玩具，或者他想伸手去抓，但由于支撑困难就放弃了伸手，所以表现为只是看着玩具。

Q: 俯卧位拉绳子考察的是宝宝的哪些能力?

A: 考察的是宝宝的观察能力。宝宝如果观察到绳子和玩具是一体的,才会通过拉绳子而获得玩具。手眼协调和感觉的整合能力非常重要,表明宝宝具备看出一个物体与另一个物体相连的关系和解决问题的能力。

2. 抱坐位取纸

【测评内容】家长抱着宝宝坐在桌子旁,观察宝宝能否够取桌子上的纸

【测评环境】温暖的室内,避免干扰

【测评工具】带卡通图案的厨房用纸或彩色折纸

【测评方法】

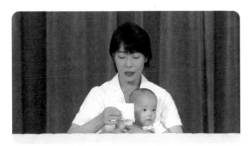

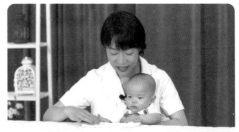

第1步:家长抱着宝宝坐在桌子旁边,让宝宝面向桌子坐在家长腿上。

第2步:把厨房用纸平放在桌子上宝宝伸手就能拿到的位置,对宝宝说:"宝宝,把纸拿起来。"观察宝宝是否会去拿。

优秀	良好	
宝宝张开手,摁住纸往回拉,或者把纸弄皱,可得满分2分。	宝宝只是触摸了这张纸,可得1分。	宝宝只是朝纸的方向伸了伸手,没有做其他动作,得0分。

Q: 可以使用面巾纸或抽纸来做测试吗？

A: 这项测评考察的是宝宝的手指和手掌的配合能力。主要练习抓握平的东西，各种纸或布均可用来练习，通过手掌控制手指揉纸或布。较软的面巾纸及抽纸对5月龄宝宝来说不太合适，宝宝这时正处于口欲期，易把纸塞进口中，为避免纸巾入口即烂造成危险，我们选择有柔韧性、有手感的厨房纸练习。另外，一定要将桌面收拾干净，否则宝宝若被其他东西吸引，也无法完成测试。

3. 抱坐位拿积木

【测评内容】家长抱着宝宝坐在桌子旁，看宝宝能否拿到桌子上的积木

【测评环境】简洁的环境，避免干扰

【测评工具】边长为2.5~3厘米的正方形积木

【测评方法】

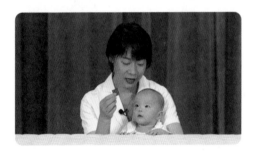 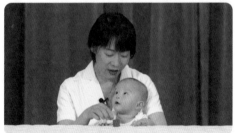

第1步：家长抱着宝宝坐在桌子旁，让宝宝面向桌子坐在家长腿上，宝宝的胸部与桌子平齐。

第2步：把一块方形积木放在桌子上宝宝伸手就能够到的位置，同时对宝宝说："宝宝，把积木拿起来。"观察宝宝的反应。

优秀	良好	较弱	特殊情况
宝宝拿起积木，并且握持达到15秒，可得满分2分。	触摸积木达到15秒，但宝宝没有拿起来，可得1分。	宝宝朝积木伸了伸手，但并没有触碰积木，得0分。	有的宝宝平时常玩比较容易握住的环状玩具，所以手掌张开的能力较弱。

说明：这项测评6月龄的宝宝仍需要继续做，后文不再赘述。

4. 水平悬空托起

【测评内容】将宝宝水平托起，观察宝宝抬头、躯干、髋及双下肢的情况

【测评环境】简洁的环境，避免干扰　　　　　【测评工具】无

【测评方法】

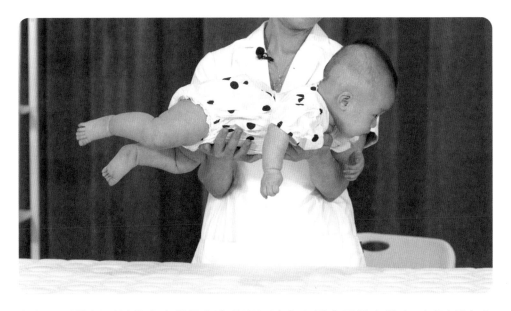

家长双手从侧面托住宝宝的胸部和腹部，让宝宝呈水平悬空状态，同时观察宝宝抬头的情况。

优秀	良好	
宝宝的头抬起，高出躯干水平，躯干伸展，双髋和双腿对称地抬起，完全伸展，可得满分2分。	宝宝的头抬起，高出躯干水平，躯干伸展，双髋及双腿低于躯干水平，可得1分。	宝宝的头、髋部都低于躯干水平，得0分。

说明：这项测评6月龄的宝宝仍需要继续做，后文不再赘述。

5. 双手支撑坐位

【测评内容】宝宝坐位双手撑地，观察宝宝保持平衡的时间

【测评环境】简洁的环境，较硬的地垫或桌子上，避免干扰

【测评工具】玩具

【测评方法】

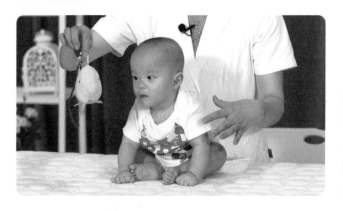

家长双手扶着宝宝坐好。待宝宝保持好平衡后松手，用玩具逗引宝宝，观察宝宝保持躯干平衡状态的时长。

优秀	良好	较弱
宝宝保持平衡达到8秒，可得满分2分。	宝宝保持平衡为3~7秒，可得1分。	宝宝保持平衡低于3秒，得0分。

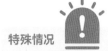

特殊情况

这项测评考察的还是宝宝的躯干力量以及维持平衡后能否完成精细活动。对于比较胖的宝宝，或者在俯卧位抬头方面表现较弱的宝宝，不建议过早进行这项练习，可以等到6月龄的时候再进行。平时，多做一些俯卧位抬头练习就可以了。

朝虹老师答疑

Q: 宝宝俯卧位抬头做得比较好，但坐着的时候，家长一松手，宝宝就失去了平衡，这是为什么？

A: 首先要判断一下，宝宝是不是坐在比较软的表面上了。如果宝宝坐在比较松软的床上或者沙发上，他就很难保持平衡。所以，选择的环境可能直接影响宝宝的表现。练习时，一定要在偏硬的地垫上或桌子上进行。当然，一定要注意宝宝的安全。其次，和宝宝练习俯卧抬头的时长也有关系，短时间可以维持不能说明练习到位、习得了这项技能，而是要看宝宝维持俯卧抬头的同时能否抬手去够玩具、躯干力量是否得到提升。

6. 屈腿

【测评内容】宝宝仰卧在床上，给宝宝"抓脚"的口令，观察宝宝的反应

【测评环境】温暖的室内，避免干扰　　　【测评工具】无

【测评方法】

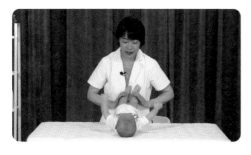

第1步：宝宝仰卧在床上时，脱去宝宝的袜子，握住宝宝的双腿。

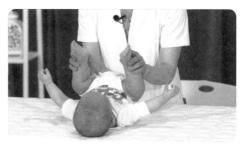

第2步：轻轻地晃一晃宝宝的双脚，同时轻轻地朝宝宝头部方向弯曲，并对宝宝说："宝宝，来抓一抓小脚丫。"

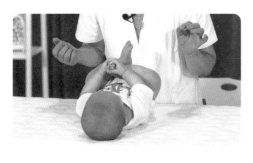

第3步：家长松开双手，观察宝宝抬脚的情况。

优秀	良好		特殊情况
宝宝能将双脚都抬到嘴周围，或能用手握住双脚，须交替或一起，可得满分2分。	宝宝双腿抬起的角度小于90度，或者只能将一只脚抬到嘴周围，可得1分。	宝宝的双腿没有抬起，得0分。	有的宝宝下肢肌张力比较高，很难屈腿。这种情况下，不建议给宝宝做屈腿练习。

7. 侧翻身（详见 P98）

8. 伸臂伸腿（详见 P99）

PART 2 典型发育滞后问题 & 家庭训练方案

5月龄的宝宝会有以下比较常见的发育滞后的情况，家长可以按照书中讲解的内容在家中加强对宝宝的发育训练，必要时尽早带宝宝到专业机构进行检查，以听取医生的建议。

家庭训练方案 1：宝宝缺乏探索欲怎么办

做俯卧位拉绳子或抱坐位取纸练习时，宝宝只是看着玩具或厨房用纸，不伸手去拿。

【专家分析原因】

出现这种情况，排除宝宝视力较弱、抓握能力不强等因素后，极有可能是平时互动练习做得少，宝宝对周围事物不敏感、缺乏探索欲造成的。

【家庭训练方案】

家长在给宝宝做这些练习时，一定要充满耐心，用带绳子的玩具或厨房用纸碰碰宝宝的手，让他看到需要抓握的东西，等宝宝注视这些东西的时候，家长做出示范动作，并鼓励宝宝："来，宝宝，拉一拉绳子，抓一抓纸。"一定要给宝宝足够的时间接收、处理信息，让他理解你指令的意思，然后模仿你的动作。尽量在简洁的环境中练习，排除干扰，以免分散宝宝的注意力。

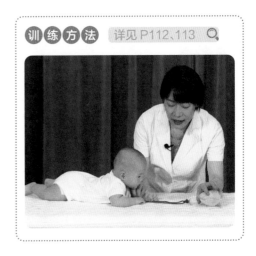

训练方法 详见 P112、113

+训

宝宝进步啦！

通过坚持不懈的练习，宝宝的好奇心会越来越旺盛，慢慢地，他就会主动去拿玩具或够纸张啦！

家庭训练方案 2：宝宝不去主动拿积木怎么办

抱着宝宝坐在桌子旁，宝宝只是朝桌子上放着的积木伸了伸手，没有触碰，或者触碰时间较短，有的宝宝还可能没注意到积木。

【专家分析原因】

如果触碰时间较短，可能是由于宝宝手掌的张力较弱，无法很好地打开，尝试了几次都拿不起来，宝宝没有成就感就放弃了；如果只是朝积木伸了伸手，那说明宝宝缺乏兴趣；没注意到积木说明宝宝观察力较弱。

训 练 方 法　详见 P114 🔍

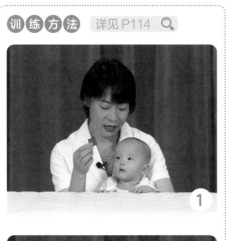

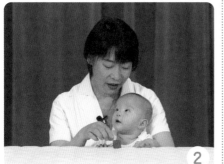

【家庭训练方案】

建议平时给宝宝多做一些握持练习，这样这有助于提高宝宝双手的灵活性。如果宝宝缺乏兴趣，还是通过视觉、触觉、听觉的刺激，引导宝宝拿起积木。要选择颜色与桌面颜色反差较大的积木，这样便于宝宝分辨。在给宝宝做示范的时候，要让宝宝看看家长的手是张开的。

+训

宝宝进步啦！

起初宝宝会模仿家长的动作，也就是用大把抓的方式去拿积木。经过一段时间的练习后，他就可以用手指把积木拿起来了。这个互动的过程同样是培养兴趣的过程。当宝宝能够拿起这种体积相对较大的玩具后，他就获得了成就感，也就产生了兴趣。

家庭训练方案 3：水平悬空托起能力较弱怎么办

将宝宝水平托起时，宝宝的头、髋部以及双腿都低于躯干水平。

【专家分析原因】

有的宝宝由于平时很少练习俯卧位抬头，所以他的颈背肌能力偏弱，在被水平悬空托起的时候，表现就相对弱一些。

【家庭训练方案】

建议家长平时给宝宝做俯卧位头胸抬起（详见P33）练习，来锻炼宝宝的颈背肌。具体的训练方法在前文已经介绍过，这里不再赘述。此外，我们也可以通过飞机抱的方式，或者让宝宝面朝前、背靠家长胸口的竖抱方式，增加宝宝颈背肌的能力。

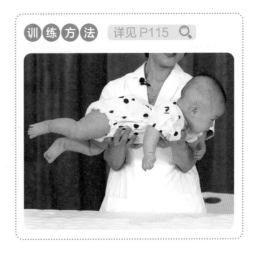

训练方法 详见P115

+训

宝宝进步啦！

尽量选择在地垫上给宝宝做练习，这样可以保障宝宝的安全。地垫的颜色不要过于鲜艳，以免分散宝宝的注意力。如果宝宝一直低头看地垫，可就适得其反了。再强调一遍，俯卧位抬头练习有助于增强宝宝的颈背肌能力，为其他大运动能力打下基础。

家庭训练方案 4：宝宝双手支撑不能保持平衡怎么办

宝宝双手撑地坐起，躯干不能保持平衡，身体前倾或腹部贴近大腿。

【专家分析原因】

出现这种情况时首先要检查宝宝坐的平面是否较软，松软的床垫或沙发不容易让宝宝保持平衡。排除这个原因之后，造成这种情况的原因可能是宝宝颈背肌能力仍然偏弱或宝宝较胖。

【家庭训练方案】

家长应该在偏硬的地垫或桌面上给宝宝做这项练习。同时，应该不断强化俯卧位头胸抬起（详见 P33）练习和俯卧抬头（详见 P70）的练习，增强宝宝颈背肌的能力，帮助宝宝打好练习双手支撑坐起的基础。较胖的宝宝可以先练抬头，根据实际情况晚些开始练习双手支撑坐位。

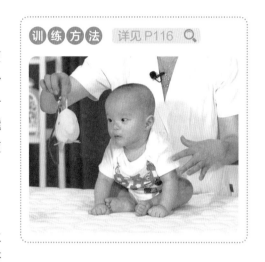

训练方法 详见 P116 🔍

+训

宝宝进步啦！

经过一段时间的练习，宝宝的颈背肌能力进一步提升，可以独自双手撑地坐稳，这对于宝宝安全地添加辅食、更好地观察周围的环境都有着重要的作用。

家庭训练方案5：宝宝仰卧时双腿无法抬起怎么办

宝宝仰卧在床上，双腿无法抬起，或只是小幅度地抬起。

【专家分析原因】

这种情况通常是宝宝平时很少做屈腿的练习、下肢肌力量不足造成的。

【家庭训练方案】

家长在给宝宝换纸尿裤或者衣服的时候，随时可以将宝宝的双腿抬起，给宝宝做屈腿的练习。我们可以用手摸一摸宝宝的小脚丫，或者握住宝宝的脚腕，让两只小脚丫拍一拍。在这个过程中，逐渐增加宝宝下肢肌的力量。

训练方法　详见 P117

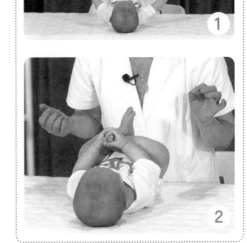

+训

宝宝进步啦！

家长俯身和宝宝说话时，也可以把宝宝的双脚举起来，触碰家长的脸颊，然后告诉宝宝："宝宝，用小脚丫摸摸爸爸妈妈的脸。"让宝宝看着他的小脚丫和家长的脸颊接触的动作，让宝宝对此产生兴趣。重复这个过程，这样宝宝在和你互动的时候，看到你俯下身，他就会有自主地抬腿、屈腿。

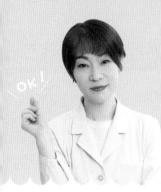

PART3

朝虹老师教你怎么养孩子

为啥你的宝宝测评指标弱

【过早练习坐】

　　5月龄的宝宝腰背能力还不是特别理想，如果过早地学坐，尤其是过多地独坐，会使脊柱过早负重，背部肌肉松弛，易导致宝宝后期出现脊柱侧弯畸形或驼背。

　　一般宝宝到了6月龄，腰背能力就非常好了，能很好地进行俯卧位抬头，且头胸能够抬起45度，能用双手撑地，这时就可以尝试练习坐位了，最开始以扶坐、靠坐为主，每次练习3~5分钟，每天两三次即可。

【不让宝宝玩纸】

　　撕纸、揉纸、吃纸……可以说，喜欢玩纸是宝宝的天性，有的家长觉得浪费、不卫生，不让宝宝玩，其实玩纸对宝宝的发育有很多好处，家长多鼓励宝宝去揉纸、抓纸，可以锻炼宝宝手指的精细动作能力。

　　厨房纸或棉柔纸不易破碎，可以防止宝宝吞咽。不同的纸质地不同，宝宝接触到不同质感的纸有利于触觉的发育，可以在有家长监护的情况下多给宝宝玩。

　　在宝宝玩纸的过程中，家长可以说一些口令。比如对宝宝说："把这张纸拿起来。"这时宝宝可能抬头，伸出手。家长可以提示一下宝宝，尽量看着纸，去做动作。引导宝宝听着口令，跟随家长把纸拿起来，做抓、揉、撕等动作。

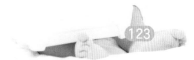

自然养育的方法

【保护反应】

5月龄的宝宝在翻身比较利索的情况下，可以练习保护反应。

保护反应是什么？就是宝宝要学会在身体失去平衡的时候向前、向左或向右用手臂来支撑身体，避免头部直接着地。练习时，可以把宝宝放在有一定厚度的地垫上，家长坐在地垫上，腿伸直，将宝宝放在大腿上，然后利用身体的倾斜，左右倾斜角度呈15~25度。在倾斜的过程当中，有的宝宝已经知道将手臂向前抬起或放下来维持坐位的平衡。

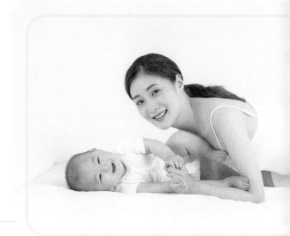

【牵拉坐起】

5月龄宝宝需要练习牵拉坐起。在床上或软的垫子上，让宝宝仰卧，家长抓住宝宝的手或手腕，以语言刺激宝宝："宝宝，使劲，起床啦！"鼓励宝宝用力配合，缓缓拉起到坐位，宝宝要平视前方，重复三次，每天两三组，家长的辅助用力要逐渐减少，鼓励宝宝握住家长的手指自动坐起来。

【多叫宝宝的名字】

5月龄宝宝，对自己的名字已经有反应了，和宝宝互动时多称呼宝宝名字，宝宝就知道这个名字是在叫他，而且能听懂是表扬还是责备他。

宝宝会自言自语地咿呀学语，家长可以采用模仿的方式引导宝宝发出一些声音，还可以做出夸张的表情、手势等。注意语速要慢，声调要高一些，抑扬顿挫，多使用一些叠词、重复语言，有助于宝宝加深记忆。

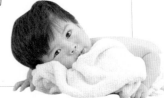

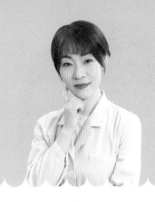

育儿课堂

如何看待保姆照顾宝宝

当代年轻人工作压力大、时间紧张，考虑到长辈年龄大，或没有生活在同一个城市等因素，很多家庭选择请保姆来照顾宝宝。通常，从长远角度来看，由保姆带的宝宝和父母自己带的宝宝在一些能力的学习、锻炼上还是有差别的。我们该如何看待这个问题呢？

明确保姆的角色定位

首先，我们需要明白的是，无论是什么级别、什么水平的保姆，都是在家长忙于工作时临时代替家长来照顾宝宝的角色。在我们工作时，照顾宝宝的衣食住行、保证宝宝的健康、安全是保姆的工作，但保姆不是幼教，没有代替家长来教育宝宝的义务。因此作为家长，我们应该感谢保姆对宝宝的精心照顾，而不能苛责保姆"没有给我家宝宝练这个""没有让我的宝宝学那个"。

家长应该亲自养育宝宝

我们在前文反复强调，养育宝宝应该是家长陪着宝宝共同学习、成长的过程，家长应该是这个过程的"主力军"。我们常说父母是孩子最好的老师，随着宝宝月龄渐长，需要练习的精细动作、大运动能力也越来越多，宝宝

的心智在不断发育，家长的互动方式、处事方式也都在潜移默化地影响着宝宝。我们不能因为请了保姆就觉得自己"省心了"，反而更应该抓紧能和宝宝相处的时间，弥补因工作而缺失的亲子时光。

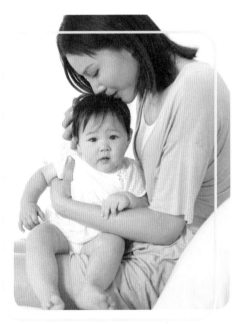

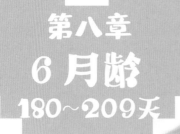

第八章
6 月龄
180~209天

6 月龄的宝宝已经会闹点小脾气了，不喜欢被忽视，家长别忘了多与他互动哦！ ☺

6 月龄宝宝成长指标

性别	体重（千克）	身长（厘米）	头围（厘米）
男宝宝	5.97~11.72	61.4~75.8	42.3~44.9
女宝宝	5.64~10.93	60.1~74.0	41.2~43.7

看视频学测评

能力指标

6月龄的宝宝身体更加有力量，能够灵活地翻身、打滚，他的大运动能力有了明显提高，伸手去够自己喜欢的玩具时，不仅头和胸能抬得更高，腹部也可以抬起来了。宝宝的视力变得更好，情绪变化也非常明显，非常喜欢家长用玩具逗他玩。

6月龄宝宝能力测评指标：共计11项，每项满分2分，总计满分22分

能力		测评指标	分值
精细动作能力	1	坐位摇小沙锤：抱着宝宝坐在桌子前，宝宝会拿起桌子上的小沙锤并摇晃	2
	2	手握两块积木：先在桌子上放一块积木，宝宝拿起后，再放一块，让宝宝去拿	2
	3	保护性反应（向前或向侧方）：宝宝坐位，身体向前或侧方倾斜时，会伸出手臂支撑身体	2
	4	坐位伸手够玩具：宝宝坐在床上，伸手去够悬吊玩具时能否保持平衡	2
	5	牵拉坐起：宝宝仰卧时，握住家长的食指，可以坐起来	2
大运动能力	6	俯卧抬手够玩具：宝宝俯卧时，用悬吊玩具吸引宝宝，宝宝会抬手去够	2
	7	屈体：宝宝仰卧在床上，将宝宝的双腿朝头部弯曲三次，让宝宝来抓自己的脚	2
	8	手支撑：宝宝俯卧时，用玩具吸引宝宝的注意力，观察宝宝的手支撑的时间	2
	9	侧卧伸臂够玩具：宝宝仰卧时，用玩具吸引宝宝变换至侧卧位，去够玩具	2
	10	仰卧单手够玩具：宝宝仰卧时，将小沙锤从宝宝胸部上方移动到侧方，宝宝伸出一只手够玩具	2
	11	水平悬空托起：将宝宝水平托起，观察宝宝抬头、躯干、髋及双下肢的情况	2

PART 1

6月龄宝宝发育家庭测评方法

6月龄是宝宝成长路上的第一个分水岭，他的运动能力和身体控制能力有了显著进步，相比前几个月，本月的测评内容更加详细，以大运动能力测评为主。

精细动作能力

1. 坐位摇小沙锤

【测评内容】抱着宝宝坐在桌子前，宝宝会拿起桌子上的小沙锤并摇晃

【测评环境】简洁的环境，避免干扰　　**【测评工具】**小沙锤

【测评方法】

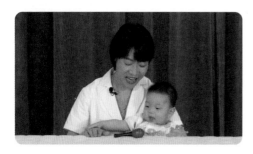 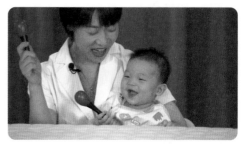

第1步：家长把宝宝抱坐于腿上，面对桌子，把小沙锤放在桌子上宝宝伸手能够到的位置。

第2步：鼓励宝宝去拿小沙锤。如果宝宝没有主动去拿，家长就把小沙锤放在宝宝手中，并对宝宝说："宝宝，摇一摇小沙锤。"并观察他摇小沙锤的时间。

优秀	良好	较弱
宝宝摇晃小沙锤至少60秒，可得满分2分。	宝宝摇晃小沙锤11~59秒，可得1分。	宝宝摇晃小沙锤不足10秒，得0分。

2. 手握两块积木

【测评内容】先在桌子上放一块积木，宝宝拿起后再放一块，看宝宝是否去拿第二块

【测评环境】简洁的环境，避免干扰

【测评工具】方形积木两块

【测评方法】

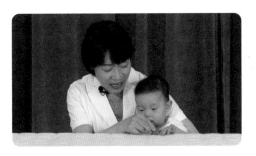 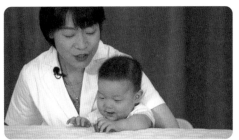

第1步：家长把宝宝抱坐于腿上，面对桌子，在宝宝伸手就能够到的位置放一块积木。

第2步：宝宝将积木拿起来之后，再将第二块积木放到桌子上，同时说："宝宝，把这块也拿起来。"

优秀	良好	
宝宝能够拿起第二块积木，且握住两块积木的时间可达5秒，可得满分2分。	宝宝能够拿起第二块积木，但握住两块积木的时间低于5秒，可得1分。	如果宝宝只拿起一块积木，得0分。

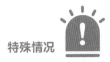

特殊情况

有的宝宝看到第二块积木时，会把第一块扔掉，再去拿新的。这是因为宝宝没有记住原有的那块积木，所以要让宝宝拿住第一块积木，维持玩积木的状态，这个行为很重要。让宝宝记住他现在的行为，其实是一种信息输入，宝宝能够记住他手里的、已经有的这个行为，他才能去抓更多的东西，这是一种智力训练，也是一种运动技能的训练。

3. 保护性反应（向前或向侧方）

【测评内容】宝宝坐位，身体向前或向侧方倾斜时，会伸出手臂支撑躯干

【测评环境】简洁的环境，避免干扰　　　　　【测评工具】无

【测评方法】

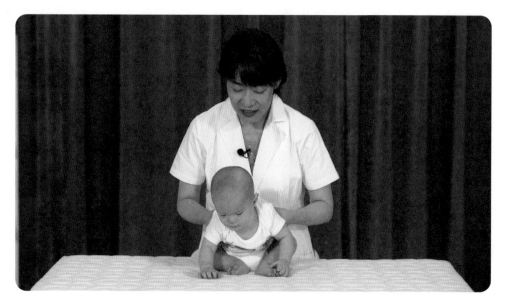

家长站在宝宝背后，用双手扶宝宝髋部，让宝宝向前或向侧方倾斜45度，观察宝宝的反应。

优秀	良好	较弱
宝宝伸出手臂，张开手掌支撑，并且保持2秒不倒，可得满分2分。	宝宝伸出手臂，但没能支撑住并倒下，可得1分。	宝宝没有伸出手臂，得0分。

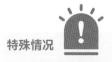

特殊情况

有的宝宝倒下去的瞬间在玩，或者注视着别的地方，注意力没有集中；有的宝宝本身主动探索的意识偏弱，也会忽略倒下去这个姿势的变化。这两种情况下，宝宝的表现就会弱一些。

4. 坐位伸手够玩具

【测评内容】让宝宝坐在床上，用悬吊玩具吸引宝宝，看他伸手够玩具时能否保持平衡

【测评环境】简洁的环境，避免干扰　　　【测评工具】可悬吊的布艺玩具

【测评方法】

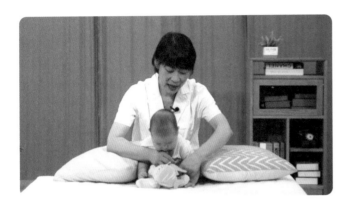

第1步：让宝宝坐在床上或地垫上，将枕头放在宝宝的髋部周围进行支撑。

第2步：在距离宝宝胸部大约30厘米处悬吊一个玩具，吸引宝宝的注意力。宝宝伸手去拿玩具的时候，观察他的身体平衡情况。

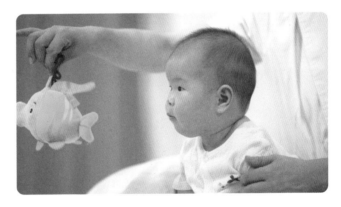

优秀	良好		特殊情况
宝宝伸手去拿玩具时，能够保持8秒的平衡，可得满分2分。	宝宝能够保持5~7秒的平衡，可得1分。	宝宝保持平衡的时间不足5秒，得0分。	宝宝坐着时身体前倾，胸与腿之间的夹角小于30度，这种情况下，宝宝通常无法伸手去够玩具。

5. 牵拉坐起

【测评内容】宝宝仰卧时，握住家长的食指后，将宝宝的手臂拉至伸直状态，观察宝宝躯干抬起的情况

【测评环境】简洁的环境，避免干扰　　　　【测评工具】无

【测评方法】

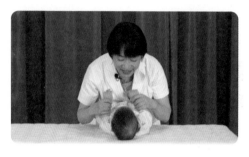

第1步：宝宝仰卧在床上，脚丫朝向家长，伸出食指让宝宝握住。

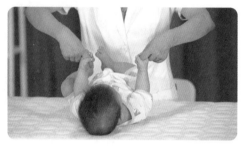

第2步：宝宝握住后，家长抬起手臂，将宝宝的手臂拉至伸直状态。

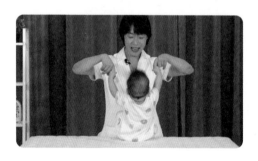

第3步：同时对宝宝说："宝宝，起来了。"家长示意宝宝尽量用自己的力量起来，观察宝宝坐起的情况。

优秀	良好	较弱	特殊情况
宝宝能够坐起来，可得满分2分。	宝宝的身体离开床面超过45度，但不足90度，可得1分。	宝宝的身体离开床面低于45度，或者宝宝躺着没有起来，得0分。	如果宝宝上肢的力量较弱，或者握持的能力不足，那就很难完成牵拉坐起。

6. 俯卧抬手够玩具

【测评内容】宝宝俯卧时，用玩具吸引宝宝，宝宝会抬手去够

【测评环境】简洁的环境，避免干扰　　　　【测评工具】小沙锤或其他玩具

【测评方法】

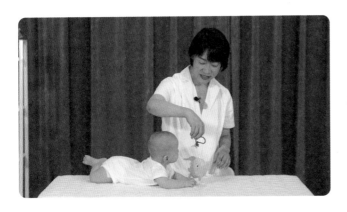

第1步：宝宝俯卧，用前臂支撑抬起头和胸时，将玩具拿到他面前，吸引他的注意力。

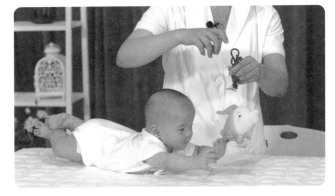

第2步：对宝宝说："宝宝来拿玩具。"同时观察宝宝的胸部和手臂抬起的情况。

优秀	良好	
宝宝的胸部抬起，重心移向一侧，也就是说一手支撑，另一只手抬起够玩具，可得满分2分。	宝宝的胸部抬起，重心移向一侧，但他没有伸手去够玩具，可得1分。	宝宝的双臂都没有抬起来，得0分。

7. 屈体

【测评内容】宝宝仰卧位,将宝宝的双腿朝头部弯曲三次,让宝宝来抓自己的脚

【测评环境】简洁环境,避免干扰

【测评工具】无

【测评方法】

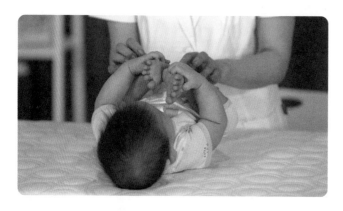

宝宝仰卧位,脱去宝宝的袜子,握住他的双脚向头面部弯曲三次,并对宝宝说:"宝宝,拿你的小脚丫。"

优秀	良好	较弱
宝宝握住双脚的时间可达3秒,可得满分2分。	宝宝只握住了一只脚,握住的时间可达3秒,或握住双脚1~2秒,可得1分。	宝宝的双腿未抬起,得0分。

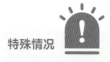

特殊情况

如果宝宝确实不爱抓脚,与屈曲双腿的能力有关;宝宝还没有充分认识自己的身休部位,这与家长的互动引导相关。

💬 朝虹老师答疑

Q: 这项测评和5月龄屈腿的测评有什么区别?

A: 5月龄的屈腿练习,是看宝宝的脚能否靠近嘴或被抓住,而屈体是看宝宝抓住脚维持的时长。这两项测评考察的能力基本相同,只是随着月龄的增加,难度有所提高。

8. 手支撑

【测评内容】宝宝俯卧时，用小沙锤吸引宝宝的注意力，观察宝宝手支撑的时间

【测评环境】简洁的环境，避免干扰

【测评工具】小沙锤

【测评方法】

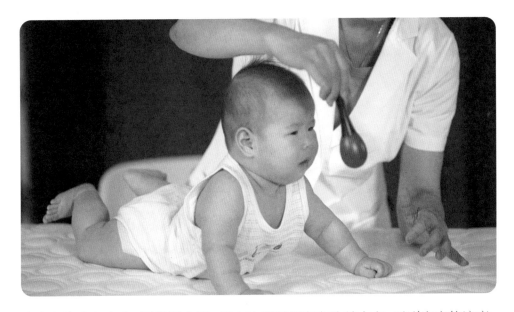

让宝宝俯卧在床上，用前臂支撑，将小沙锤举到宝宝头前上方，吸引宝宝的注意，
观察宝宝的双臂、手掌、腹部的运动情况。

优秀	良好	
宝宝头抬起，用手掌作为支撑，双臂撑起和腹部抬起维持5秒，可得满分2分。	宝宝头抬起，用手掌作为支撑，双臂撑起和腹部抬起维持3~4秒，可得1分。	宝宝撑起不足3秒，得0分。

9. 侧卧伸臂够玩具

【测评内容】宝宝仰卧时，用玩具吸引宝宝变换至侧卧位，去够玩具

【测评环境】简洁的环境，避免干扰

【测评工具】玩具

【测评方法】

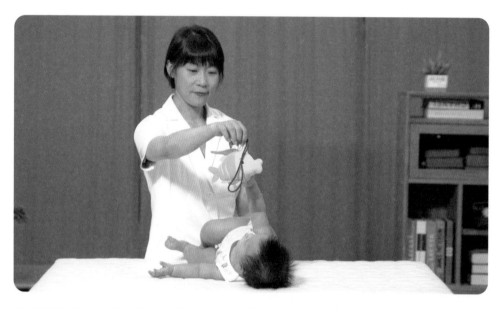

让宝宝仰卧在床上，将玩具举到宝宝身体的一侧大约 30 厘米高的位置，吸引宝宝的注意，观察宝宝手臂和躯干的活动。

优秀	良好	一般
如果宝宝无论向左还是向右，都可以用一只手做支撑，从仰卧翻滚到侧卧，并用对侧手够玩具，保持 3 秒，可得满分 2 分。	如果宝宝至少有一侧可保持上述状态 1~2 秒，可得 1 分。	如果宝宝保持仰卧不变，得 0 分。

10. 仰卧单手够玩具

【测评内容】宝宝仰卧时，将玩具从宝宝胸部上方移动到侧方，让宝宝伸出一只手够玩具

【测评环境】简洁的环境，避免干扰

【测评工具】玩具

【测评方法】

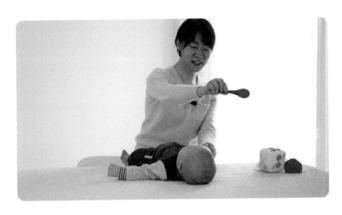

第1步：让宝宝仰卧在床上，将玩具举到宝宝胸部上方，吸引宝宝的注意。

第2步：跟宝宝说："宝宝，来拿玩具。"同时观察宝宝伸手的情况。

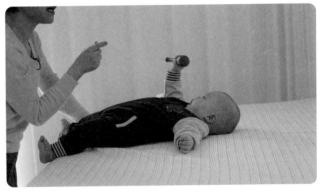

优秀	良好	
宝宝伸出一只手臂，且上臂和前臂的夹角大于90度，而另外一只手臂保持不动，可得满分2分。	宝宝伸出一只手臂，且上臂和前臂的夹角小于90度，而另外一只手臂保持不动，可得1分。	宝宝伸出双手去够玩具，得0分。

11. 水平悬空托起（详见P115）

PART 2 典型发育滞后问题 & 家庭训练方案

6月龄的宝宝会有以下比较常见的发育滞后的情况，家长可以按照书中讲解的内容在家中加强对宝宝的发育训练，必要时尽早带宝宝到专业机构进行检查，以听取医生的建议。

家庭训练方案 1：宝宝拿到玩具总往嘴里送怎么办

宝宝不管拿到什么玩具，不摇晃也不用双手去玩，总喜欢往嘴里放。

【专家分析原因】

出现这种情况是因为 6 月龄的宝宝还处于口欲期，这是宝宝成长过程中的正常表现。

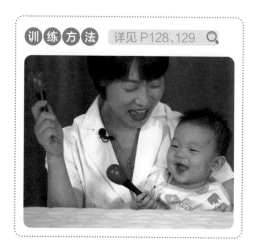

训练方法　详见 P128、129

【家庭训练方案】

无论是做抱坐位摇小沙锤练习还是手握积木练习，家长看到宝宝把玩具放到嘴里啃咬都不要着急、生气，要理解这是处于口欲期宝宝的正常反应，家长应该耐心给宝宝做摇晃小沙锤、抓玩积木的动作示范，在宝宝看到动作后停顿一下，并对他说："来，宝宝，你也摇一摇，抓一抓。"要给宝宝接收和处理这些信息的时间，让宝宝明白小沙锤和积木是用来玩的。

+训

宝宝进步啦！

耐心对待口欲期的宝宝，给他足够的时间去模仿、学习。宝宝的模仿能力很强，通过不断地练习，宝宝很快就能摇晃小沙锤、双手玩积木啦！

家庭训练方案 2：屈体时宝宝双腿无法抬起怎么办

家长松手后，宝宝的双腿无法保持抬起，直接落在了床上。

【专家分析原因】

除了宝宝下肢肌张力高这个原因之外，有的家长害怕宝宝吃脚不卫生，限制了宝宝抓脚的动作发展。这种本在宝宝 5~6 月龄就能有的能力，被多次限制后，就退步了。

【家庭训练方案】

家长在给宝宝换纸尿裤或者衣服的时候，随时可以将宝宝的双腿向头部弯曲，给宝宝做屈体的练习。在练习过程中，要鼓励宝宝自己主动去抓脚。这样不仅可以牵伸宝宝的背肌，还能让宝宝更好地认识自己的身体。让宝宝知道，小脚丫也是自己身体的一部分。

训练方法 详见 P134

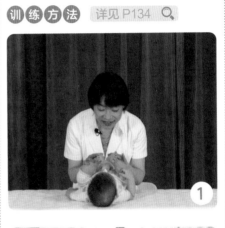

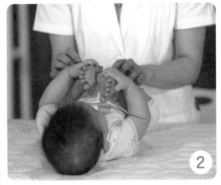

+训

宝宝进步啦！

在练习时，要事先将宝宝的脚洗干净。同时给宝宝鼓励，让他对抓自己的脚产生兴趣，获得成就感。这样，他才会不断地去尝试，不断地向爸爸妈妈展示。看，宝宝做得多好。

家庭训练方案3：宝宝的手支撑力量弱怎么办

宝宝够玩具时，用手掌作为支撑，抬起双臂和腹部的时间不足3秒。

【专家分析原因】

这种情况是由宝宝上肢和颈背肌的能力不足造成的。

【家庭训练方案】

家长给宝宝做够玩具的练习，逐步提升宝宝肌肉的力量。此外，这个过程也能培养宝宝思考问题、解决问题的能力。因为玩具拿得更高了，比以前更难够到了。那如何够到呢？宝宝思考的结果就是，把身体的重心放在手掌上，把手臂和腹部都抬起来，让身体抬得更高，这样伸手就能够到玩具了。

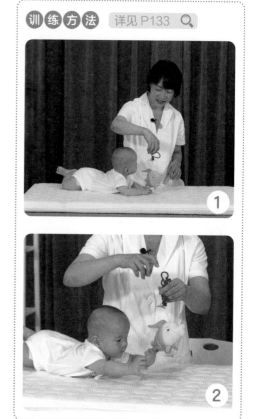

训 练 方 法　详见 P133

+训

宝宝进步啦！

练习时，玩具与宝宝的距离要适当。如果过于简单，宝宝很容易就拿到了，达不到锻炼的目的。如果难度太大，宝宝尝试多次后还是够不到，那他就会失去兴趣，不想再尝试了。有的宝宝比较性急，尝试一次没有够到玩具后，他就不愿意再去尝试了。这时，需要家长多留心观察，如果发现宝宝还有兴趣，那就多刺激几遍。如果宝宝兴致不是特别高，那就换个时间再做互动练习。建议在地垫上进行练习。

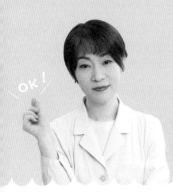

PART3

朝虹老师教你怎么养孩子

为啥你的宝宝测评指标弱

【忽略宝宝的发育水平】

6月龄的宝宝已经基本掌握了仰卧位主动够东西的能力，能够从中线转到侧方去够。每个宝宝的发育程度都不同，因此，对宝宝的训练要有针对性。

家长可以根据宝宝颈背肌能力的强弱来决定练习时间的长短，背肌能力比较好的，可以练习5分钟左右，甚至时间可以再长一点。如果背肌能力不是特别好，那么就练习2~3分钟，每次让宝宝够一两件玩具就可以了。

【过于担心宝宝发育快慢】

宝宝发育快或慢和家庭养育方式有关系，5月龄的宝宝有可能达到6月龄的水平；也可能达到2~3月龄的水平。宝宝发育比较快，一般是由于某一方面的练习比较多，这方面的刺激对宝宝发育相应地起到作用。

发现宝宝发育快或者慢的时候，家长应该冷静下来，想想哪些方面宝宝欠缺一些，哪些方面的养育方法需要改进。不要纠结于他不会怎么办，要行动起来，帮宝宝逐渐提升能力。

【宝宝出现"倒W形"坐位时，家长需要留意】

有的宝宝坐着时，双膝向内弯曲，两腿朝外，腿容易呈"倒W形"或将双腿压在屁股下，这样容易影响宝宝腿部的发育。还有的情况是因为宝宝存在神经发育的问题，表现出"倒W"坐位。但是并非所有喜欢"倒W形"坐位的宝宝都有问题，有的宝宝只是觉得好玩，家长稍微矫正就可以了。最好的姿势是双腿向前盘坐或自然伸直。

自然养育的方法

【语言刺激】

6月龄的宝宝语言发育更厉害了，因此他开始希望自主表达需求了。所以在跟宝宝说话的时候，要把语言、动作和物品之间的关系联系起来，和宝宝看着同一个目标或者人时，要多跟他沟通："宝宝，那个是什么？""宝宝，看谁来啦？""宝宝，妈妈给你穿衣服。""宝宝，吃饭了。"

日常生活中，需要反复教宝宝认识他喜爱的各种日常生活用品，最直接的就是他的衣服、被子、水杯、手绢、纸巾、婴儿车等，同时可以强化称呼妈妈、爸爸，让宝宝理解词语的意义，慢慢建立起对这个信号的反应。家长还可以多给宝宝唱儿歌，在唱的同时伴随肢体动作，这些都有利于宝宝对语言的理解。

【爬行练习】

6月龄的宝宝可以开始练习爬行了。宝宝的背肌能力达到一定水平后，趴着时会向前伸手去够东西。宝宝脚向后蹬，手也在往前伸，他就会慢慢往前爬，这个时候需要家长来辅助宝宝一下。

不管宝宝是向前还是向后倒着爬，都是他学爬行的开始。宝宝想从不同的方向去尝试移动整个身体，当他倒退着爬的时候，你可以在前面拿个玩具吸引他，甚至可以拉一拉他的胳膊，让他向前去爬，而不是跟他说："你怎么向后爬呀，你往前，你往前。"不要去矫正，而是要辅助他，促进他向前爬，做正确的爬行姿势就可以了。

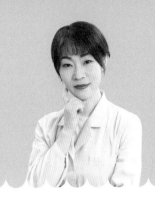

育儿课堂

如何更换主要养育人

一般情况下，产后4~6个月，妈妈都会选择回到工作岗位上，年幼的宝宝时刻需要照顾，这时，我们不得不考虑更换主要养育人的问题。那么，应该什么时候更换主要养育人呢？我们该如何帮助宝宝适应生活中这一重大变化呢？

更换主要养育人的合适时机

更换主要养育人对宝宝来说是一种心理考验。从出生开始，宝宝一直都由妈妈陪伴，妈妈外出上班难免会让宝宝产生分离焦虑。6月龄的宝宝辨识能力明显提高，开始认生。烦躁不安、哭闹、睡不安稳、不吃奶等，都是宝宝见不到妈妈没有安全感的表现。

因此，我建议更换主要养育人在6月龄之内开始，无论是长辈还是保姆帮忙照顾，最好都在宝宝月龄较小、敏感度低、适应性强时开始，让宝宝习惯新的养育人的存在，知道这个人是和妈妈一样可以照顾自己的人。

如何帮助宝宝尽快适应新的养育人

在妈妈复工前，我们需要至少提前1周让新的养育人介入家庭生活，让宝宝在妈妈的陪伴下逐渐熟悉新成员的生活习惯、说话语气，知道这个人将会成为家里的一分子。在初期，宝宝的防范心理可能较强，新的养育人不要马上和宝宝进行亲密互动，可以从陪宝宝玩一会儿开始，逐渐增加互动，熟悉之后再给宝宝喂奶、哄睡等。

在这个过程中，妈妈不要躲着宝宝，要让他知道你不会离开，并且一直爱着他。

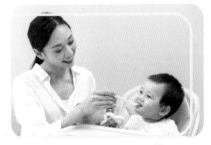

第九章
7 月龄
210~239天

"躲猫猫"游戏是这个时期宝宝的最爱。☺

7 月龄宝宝成长指标

性别	体重（千克）	身长（厘米）	头围（厘米）
男宝宝	6.24~12.20	62.7~77.4	42.9~45.5
女宝宝	5.90~11.40	61.3~75.6	41.8~44.4

看视频学测评

能力指标

7月龄的宝宝能够连续翻滚，在外力的辅助下可以坐稳，俯卧时能够原地打转，并开始尝试爬行。有的宝宝扶着围栏能够站起来，甚至会尝试迈步。他的手更加灵活有力，理解力、记忆力、情绪表达能力也进一步提高。这个阶段的宝宝具备了一定的模仿能力，爸爸妈妈们可要注意自己的言行，给宝宝做个好榜样啊。

7月龄宝宝能力测评指标：共计 8 项，每项满分 2 分，总计满分 16 分

能力		测评指标	分值
精细动作能力	1	拿积木（一）：宝宝坐着时，观察宝宝拿积木时手部的动作	2
	2	换手传积木：宝宝一只手拿着一块积木，再给他一块积木，看宝宝能否换手拿积木	2
	3	触摸小食丸：让宝宝坐在餐椅上，去拿小食丸	2
	4	敲杯子：宝宝坐着的时候，引导宝宝敲杯子	2
大运动能力	5	独坐：扶住宝宝在地垫上坐好，然后松开手，让宝宝独自坐稳	2
	6	独坐玩玩具：宝宝坐着玩玩具时，观察宝宝保持平衡的情况	2
	7	翻身（一）：宝宝仰卧时，让宝宝去拿身体一侧的玩具，宝宝会翻身	2
	8	翻身（二）：观察宝宝翻身的过程	2

精细动作能力

1. 拿积木（一）

【测评内容】宝宝坐位时，观察宝宝拿积木时手部的动作

【测评环境】简洁的环境，避免干扰　　【测评工具】积木

【测评方法】

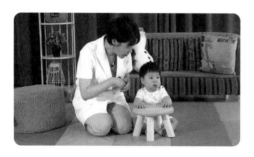

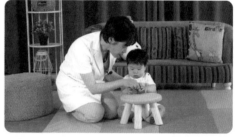

第1步：家长让宝宝面对桌子坐下，或让宝宝坐在餐椅上。

第2步：拿一块小积木，吸引宝宝注意，然后再将积木放在桌子上。

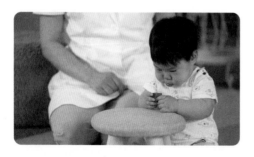

第3步：对宝宝说："宝贝，来拿积木。"同时观察宝宝手部的反应。

优秀	良好	较弱
宝宝用拇指、食指和中指抓握积木，积木和手掌之间有明显的空隙，可得满分2分。	宝宝用食指、中指和掌根部拿起积木，积木和手掌之间没有明显的空隙，可得1分。	宝宝用整个手去握积木，得0分。

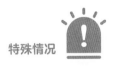
有的宝宝平时练习抓握比较少，握持能力偏弱。拿积木的时候，他采用抓耙的动作，手没有展开，不会根据积木的大小适当地张开手指去抓积木，而是用拳头去触碰或者扒拉积木。

2. 换手传积木

【测评内容】宝宝手里已经有一块积木，再给他一块，看他能否换手传积木

【测评环境】简洁的环境，避免干扰　　【测评工具】积木

【测评方法】

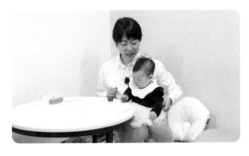

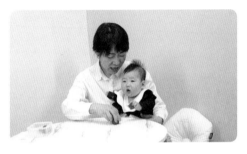

第1步：宝宝坐在桌子前（不能独坐的宝宝，家长可以将宝宝抱坐在怀里），将一块积木放在他面前，让他伸手去拿；或者将积木放到宝宝手里。

第2步：把第二块积木放在宝宝已经握着积木的那只手旁边，尽量远离宝宝空着的那只手，跟宝宝说："宝宝，把这块也拿起来。"观察宝宝换手传积木的情况。

优秀	良好	
宝宝将积木换到另一只手里，用空出来的这只手拿起第二块积木，可得满分2分。	如果宝宝把小积木换到另一只手里，然后用任意一只手伸向第二块积木，但没有拿起来，可得1分。	宝宝没有换手，直接伸手去拿第二块积木，得0分。

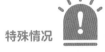
特殊情况

7月龄的宝宝仍处于口欲期，会把小积木放在嘴边啃咬，甚至含在嘴里，然后空出手来去拿另外一块积木。

3. 触摸小食丸

【测评内容】让宝宝坐在餐椅上，去拿小食丸

【测评环境】简洁的环境，避免干扰　　【测评工具】泡芙等适合宝宝吃的小食丸

【测评方法】

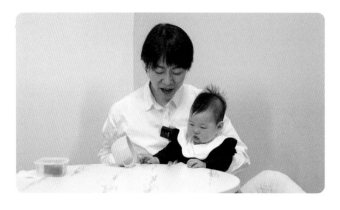

第1步：在宝宝已经开始吃辅食，且没有过敏等不良反应的前提下，准备一颗泡芙或类似的小食丸。

第2步：让宝宝坐在餐椅上或者家长把宝宝抱在怀里，将小食丸放在宝宝伸手能够到的地方，然后对宝宝说："宝宝，拿吃的。"同时观察宝宝的动作情况。

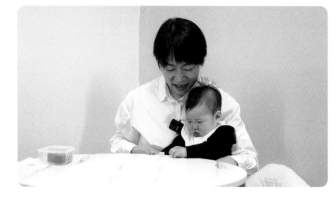

优秀	良好	较弱
宝宝的手指触到了小食丸，可得满分2分。	宝宝的手掌触到了小食丸或周围的桌面，可得1分。	宝宝只是朝小食丸伸了伸手，但没有触到，得0分。

💬 **朝虹老师答疑**

Q：做这项练习时，有哪些注意事项？

A：练习前，一定要把宝宝的手洗净，桌面也要清洁干净。每次只给宝宝一颗小食丸，可选择泡芙等适合宝宝吃的辅食。宝宝将小食丸放进嘴里时，不要逗宝宝笑，以免呛到宝宝，或发生其他意外。

4. 敲杯子

【测评内容】宝宝坐着的时候，引导宝宝敲杯子

【测评环境】简洁的环境，避免干扰　　【测评工具】杯子

【测评方法】

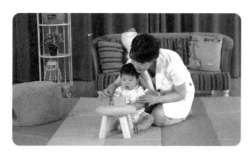 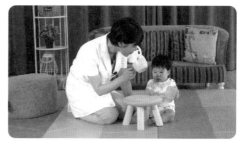

第1步：宝宝坐在桌子前，家长把杯子放在桌子上吸引宝宝注意。然后给宝宝做示范，拿起杯子，在桌子上轻轻敲三下。

第2步：对宝宝说："宝宝，拿杯子敲一敲。"

优秀	良好	
宝宝能拿起杯子敲三下，可得满分2分。	宝宝能敲一两下，可得1分。	宝宝拿起杯子没有敲，得0分。

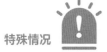

特殊情况

如果宝宝用这个杯子喝过水或者喝过奶，那他拿到杯子后，可能会不停地啃咬杯子口、杯子底和杯子的把手。这种情况下，会影响宝宝去敲杯子。

💬 朝虹老师答疑 ···

Q：练习时，应该选择什么样的杯子？

A：杯子不要太沉，以免宝宝拿不起来。要选小一点、轻一点的杯子。宝宝在敲杯子的时候，如果动作比较大，有可能会碰到自己，家长要注意保护，避免宝宝受伤。

5. 独坐

【测评内容】扶住宝宝在地垫上坐好，然后松开手，让宝宝独自坐稳

【测评环境】简洁环境，避免干扰　　　　【测评工具】无

【测评方法】

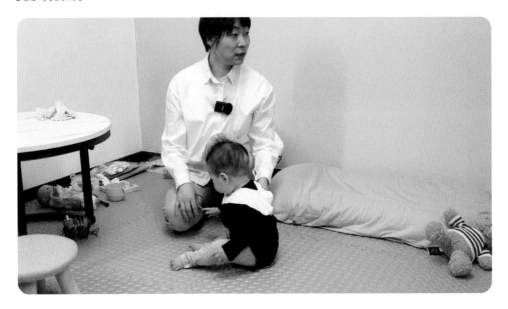

家长扶着宝宝在地垫上坐好，待宝宝能保持平衡后，松开手让宝宝自行坐住，观察宝宝独坐的时间。

优秀	良好	较弱
宝宝能独坐 60 秒，可得满分 2 分。	宝宝能独坐 30~59 秒，可得 1 分。	宝宝独坐的时间不足 30 秒，得 0 分。

特殊情况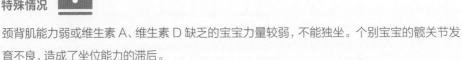

颈背肌能力弱或维生素 A、维生素 D 缺乏的宝宝力量较弱，不能独坐。个别宝宝的髋关节发育不良，造成了坐位能力的滞后。

说明：在宝宝独坐时家长还可以引导他拿玩具，锻炼其他方面的能力。

6. 独坐玩玩具

【测评内容】宝宝坐着玩玩具时，观察宝宝保持平衡的情况

【测评环境】简洁的环境，避免干扰　　　　【测评工具】玩具

【测评方法】

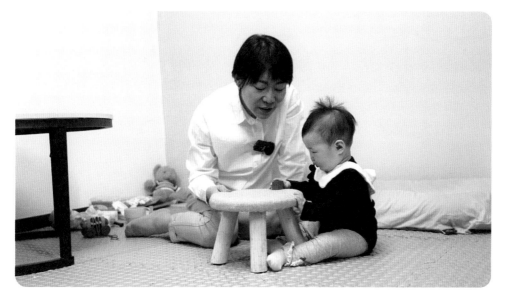

宝宝独坐时，给他一个玩具，观察宝宝玩玩具时保持平衡的时间。

优秀	良好	
宝宝玩玩具时保持平衡 60 秒，可得满分 2 分。	宝宝保持平衡 30~59 秒，可得 1 分。	宝宝保持平衡不足 30 秒，得 0 分。

  特殊情况

如果宝宝坐在比较柔软的平面上，不利于保持平衡。所以为了保持平衡，他可能就放弃去够玩具了，造成这方面的表现较弱。同时，坐不稳对宝宝来说也没有安全感。所以，为了让宝宝发挥真正的实力，我们应该让宝宝坐在平坦硬实的地垫上。

说明：这项测评 8~9 月龄宝宝仍然需要做，后文不再赘述。

7. 翻身（一）

【测评内容】宝宝仰卧时，通过翻身去拿身体一侧的玩具

【测评环境】简洁的环境，避免干扰　　　　【测评工具】玩具

【测评方法】

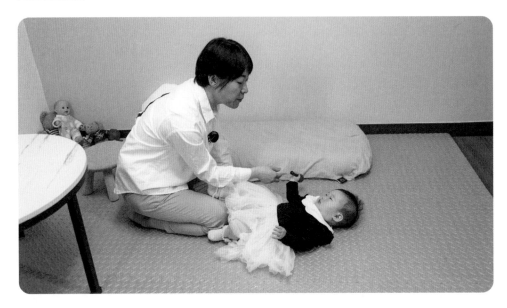

第1步：宝宝仰卧时，将玩具举到宝宝胸部上方，引起宝宝注意。

第2步：将玩具向侧方移动到宝宝够不到的地方，观察宝宝够玩具时翻身的情况。

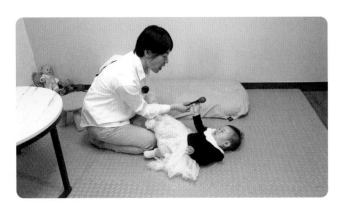

优秀	良好	较弱
宝宝左右两侧都可以从仰卧翻滚到俯卧，可得满分2分。	宝宝只有一侧可以从仰卧翻滚到俯卧，可得1分。	宝宝仍保持仰卧，没有翻身，得0分。

8. 翻身（二）

【测评内容】观察宝宝翻身的过程

【测评环境】简洁的环境，避免干扰　　　　【测评工具】无

【测评方法】

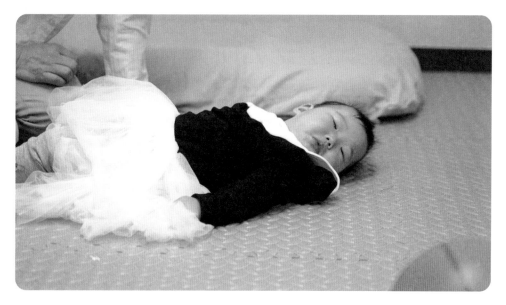

观察宝宝从仰卧变成俯卧过程中的翻身情况。

优秀	良好	
宝宝翻身时先抬大腿和髋部，腹部和肩部随之依次翻过去，且左右两侧都是如此，可得满分2分。	宝宝不是按照上述顺序翻身，或只有一侧能按照上述顺序翻身，可得1分。	宝宝仍保持仰卧，没有翻身，得0分。

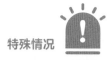

特殊情况

有的宝宝在家时翻身翻得比较好，但换一个环境，表现就不理想。这种情况很正常，家长们无须担心。宝宝对环境需要一个适应的过程，建立了安全感之后，他才会有好的表现。

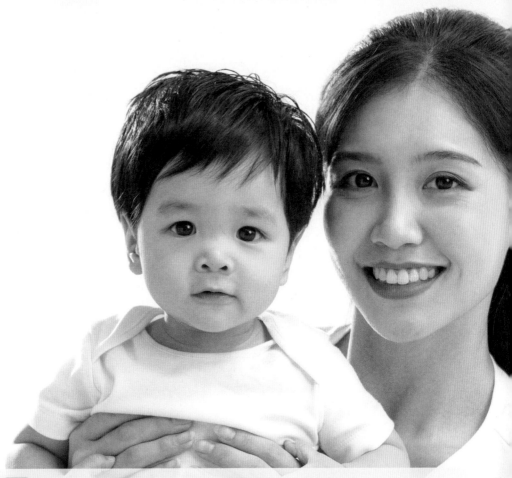

💬 朝虹老师答疑 ···

Q：测评 7（P152）和测评 8（P153）这两项翻身的测评有什么区别？

A：测评 7 考察的是宝宝主动够东西时翻身的情况，只要能够翻过去即可。测评 8 考察的是宝宝翻身的方式。主动够东西时，宝宝的注意力放在了玩具上，然后再去翻身，这导致很多宝宝将翻身这个动作分成了两步，没有连贯起来。这样的话，他自主翻身的能力相对就会弱一些。

所以在家里引导宝宝主动翻身时，最好使用玩具来吸引宝宝。宝宝通过转头、伸手、翻身这一系列动作，达到了够到玩具的目的。这其实也是一个解决问题的过程，有助于宝宝开动脑筋。练习时，我们要引导宝宝朝两侧翻身。对于翻不好的那一侧，要适当辅助练习。

如果妈妈习惯躺在宝宝的左侧，那么宝宝向左侧翻身的能力就相对更强一些。如果宝宝的右侧没有人，那么宝宝向右侧翻身的能力就相对较弱。在给宝宝做练习时，就需要给宝宝一个牵拉的力量，促使宝宝向另一侧去翻。我们每天持续地帮助宝宝练习，让宝宝能够通过自己的努力，学会主动翻身。

PART 2

典型发育滞后问题 & 家庭训练方案

7月龄的宝宝会有以下比较常见的发育滞后的情况，家长可以按照书中讲解的内容在家中加强对宝宝的发育训练，必要时尽早带宝宝到专业机构进行检查，以听取医生的建议。

家庭训练方案 1：宝宝不会用手指拿积木怎么办

宝宝拿积木时，用整个手握住积木。

【专家分析原因】

出现这种情况通常是因为宝宝平时习惯握持环状玩具，很少握持像积木这种体积较大、棱角多的玩具，导致手指的灵活度偏低。

【家庭训练方案】

我们可以给宝宝做手部按摩，这是抚触中的一种。此外，还可以用手绢、家长的手刺激宝宝的手，让宝宝的手完全张开后，进行抓握。给宝宝洗澡时，可以让宝宝拍拍水，这也是刺激宝宝张开手的方法之一。

+训

宝宝进步啦！

练习时，每次只给宝宝一个边长为2.5~3厘米的方形积木，便于宝宝握持，又能起到锻炼的目的。每次与宝宝互动时，让宝宝抓握三次即可，练的次数过多，反而会打消宝宝的兴趣。如果宝宝的注意力不在积木上，那他很难完成这个动作，所以尽量在宝宝兴致比较高的时候与宝宝互动。

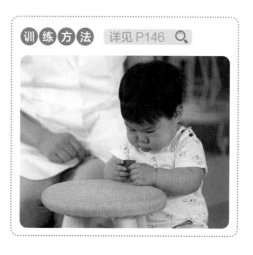

训 练 方 法　详见 P146

家庭训练方案2：宝宝不会换手传积木怎么办

宝宝手里拿着一块积木时，再给他一块积木，宝宝不会换手。

【专家分析原因】

　　出现这种情况是因为宝宝缺乏相关的认知，他的头脑中没有存储换手拿积木的信息。所以，面对第二块积木，他不知道换手，而是直接伸手去拿。

【家庭训练方案】

　　解决这个问题需要家长先给宝宝做示范，然后再进行练习。这样，这些信息就在宝宝的头脑中留下印象了，等他理解了之后，就知道怎么做了。有的宝宝在练习时喜欢啃咬玩具，家长可以将宝宝的手臂向下向外放，这样他就没办法把积木放进嘴里了。

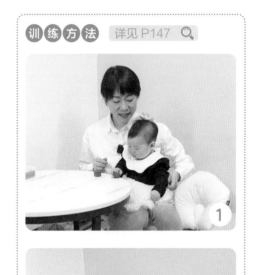

训练方法　详见P147

+训

宝宝进步啦！

互动时，我们要让宝宝双手握住积木，同时跟宝宝说："宝宝，来用两只手一起玩积木。"当宝宝做到后，再跟他说："宝宝，把这块积木换到这边手。"多加练习，宝宝就能掌握这项技能啦！

家庭训练方案 3：宝宝独坐玩玩具时身体倾斜怎么办

宝宝坐着玩玩具时，身体保持平衡的时间偏低。

【专家分析原因】

出现这种情况，同样是因为宝宝颈背肌的能力不足，很难保持身体的平衡。所以，坐不了多久宝宝的身体就开始倾斜。

【家庭训练方案】

平衡能力较弱的宝宝，平时要多做一些坐位的练习，练习时，可以让宝宝靠在沙发上，或者坐在餐椅上。如果宝宝靠坐着伸手拿东西的时候可以很好地保持平衡，那就可以循序渐进地练习独坐玩玩具了。同时，也要多练习俯卧位抬头和爬行，增强宝宝的颈背肌和手部的力量。

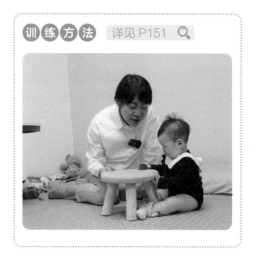

训 练 方 法　详见 P151

+训

宝宝进步啦！

和宝宝互动的时候，尽量让宝宝向前够东西，避免向下去够。如果宝宝向前够东西时能很好地保持平衡了，再让宝宝向下去拿地垫上的玩具。这样宝宝的安全感就会慢慢提升，他玩玩具的时间会变长，他的自信心也会随之增强。

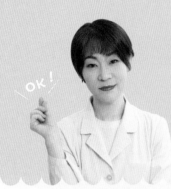

PART3

朝虹老师教你怎么养孩子

为啥你的宝宝测评指标弱

【给宝宝买过多的玩具】

有的宝宝去拿玩具的时候，拿来就扔，给了一个，又想着另外一个，这个问题可能跟家里的玩具较多有关系，也与养育方法有关。比如宝宝刚拿一个小沙锤，家长又拿了一块积木过来，宝宝刚拿到，另一位家长又拿电话玩具来逗宝宝，这样宝宝的注意力就无法集中到一个玩具上。

【宝宝坐不稳原因有很多】

有的宝宝7月龄还坐得不稳，很大程度是因为宝宝颈背肌能力练得不够，一坐就向前或侧方倒，可以加强俯卧抬头和牵拉坐起的练习。宝宝坐得不稳还可能与缺钙有关系，缺钙易导致身体力量不足。少数宝宝坐不稳与髋关节发育有关。因此，发现宝宝坐不稳，家长应该查明具体原因，根据实际情况加强练习或带宝宝去就医。

【在训练宝宝过程中心急】

在训练宝宝时，家长要一边示范动作，一边用口令引导。让宝宝逐渐通过看和听理解动作的要领。做成一次之后，宝宝就会对这个游戏产生兴趣。如果宝宝不能很快掌握，家长不要着急，对宝宝要有耐心。每天可以练习两三次，说不定在你意想不到的时候，宝宝会给你一个惊喜。

自然养育的方法

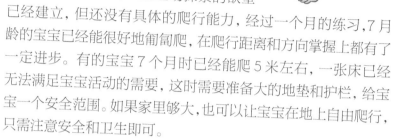

【为宝宝爬行创造条件】

7月龄的宝宝在爬行方面与6月龄时有差别，6月龄的宝宝主动探索的欲望已经建立，但还没有具体的爬行能力，经过一个月的练习，7月龄的宝宝已经能很好地匍匐爬，在爬行距离和方向掌握上都有了一定进步。有的宝宝7个月时已经能爬5米左右，一张床已经无法满足宝宝活动的需要，这时需要准备大的地垫和护栏，给宝宝一个安全范围。如果家里够大，也可以让宝宝在地上自由爬行，只需注意安全和卫生即可。

在宝宝爬行时，家长可以适当引导，比如在前往他卧室的方向，你可以拿个哄睡玩具对他说："宝宝，咱们该睡觉了，来，过来吧。"让他用爬的方式到卧室去睡觉。

【练习宝宝手的功能】

7月龄的宝宝练习抓东西比6月龄时要更精细一些，在练习时，我们可以在细节上进行提升，比如原来只能拿一块积木，现在我们要拿两块，把用手掌拿换成用手指拿。家长还可以引导宝宝玩戳洞洞的游戏，可以拿更多的玩具来刺激宝宝，练习宝宝手的功能。

家长在跟宝宝练习的过程中要注意上述细节，不是宝宝能拿就可以，需要注意在细节上增加一定的难度。

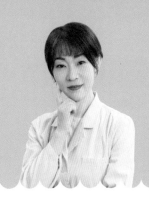

育儿课堂

宝宝自己玩家长该干预吗

很多家长在陪伴宝宝的时候都有这样的困惑：宝宝自己玩的时候，家长应该去干预吗？会打扰宝宝、影响他的专注度吗？接下来，我们就详细聊一下这个话题。

家长干预度与宝宝月龄大小有关

宝宝专心玩的时候家长要不要去干预，主要还是要看宝宝的月龄大小。小月龄的宝宝有很多东西都不懂，需要家长来教他，这个时候，家长的参与、引导是很有必要的。

2月龄以内的宝宝日常生活以吃奶、睡觉为主，在适当的时候可以进行一些练习，这时候家长应该主动性强一些，在互动中教会宝宝一些技能。

3月龄的宝宝好奇心变强，可以主动拿东西并观察周围事物了，这时，家长需要参与进去给宝宝输入更多的信息，比如告诉宝宝什么是小沙锤、小手是宝宝自己身体的一部分等，培养宝宝对自己和周围环境的认知。

宝宝月龄增大，可以自己满足自己的一些需求时，家长的干预程度就可以逐渐降低了。

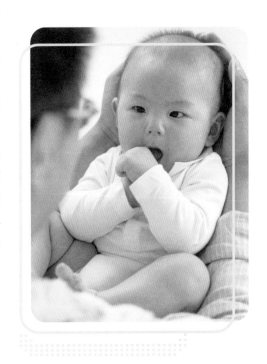

家长干预有技巧

宝宝月龄增大，家长干预程度应该随之降低，但这并不意味着我们不再干预宝宝自己玩的过程，而是需要有技巧地、在合适的时间进行干预。

6~7月龄的宝宝开始添加辅食，这时候大部分宝宝已经可以独坐玩玩具，如果宝宝可以独坐5分钟，家长可以让宝宝在有护栏的地垫上坐着玩，离开1~2分钟去准备辅食。但需要强调的是，离开的这几分钟仍然需要随时观察宝宝，保证宝宝的安全。

对于可以通过自己翻身、伸手够玩具满足自己愿望的宝宝，家长可以先在旁边看着宝宝自己玩，在他维持一个动作15秒左右时，再参与进宝宝的游戏。

再大一点的宝宝，如1岁以上的宝宝，已经可以自己搭积木、画画，家长可以等他做完之后，鼓励宝宝讲一讲他搭的是什么形状、画的是什么图案。家长也可以在宝宝突然转头看向家长的时候参与进宝宝的游戏，让他知道自己是一直被关注、被重视的。

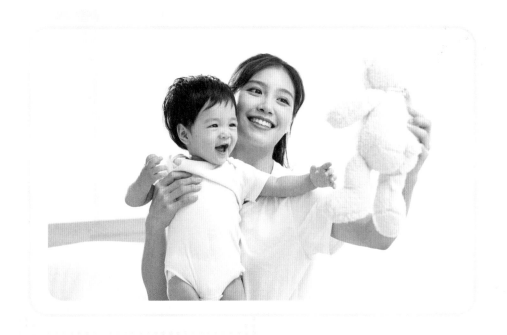

8月龄的宝宝已经具备较强的情绪表达能力啦！ ☺

8月龄宝宝成长指标

性别	体重（千克）	身长（厘米）	头围（厘米）
男宝宝	6.46~12.60	63.9~78.9	43.5~46.1
女宝宝	6.13~11.80	62.5~77.3	42.4~44.9

看视频学测评

能力指标

8月龄的宝宝通常长出了4颗牙齿，能够连续发出"mama""wawa"等单音。宝宝变得更有力量，不需要外力辅助就可以独自坐稳、爬行；他的手更加灵活，可以用食指和拇指捏起小物件；他的好奇心更加旺盛，情绪表达能力有了更大进步，更乐于与家人互动，他的记忆力和理解力也进一步提高，如学会做"再见"的手势。

8月龄宝宝能力测评指标：共计7项，每项满分2分，总计满分14分

能力		测评指标	分值
精细动作能力	1	拿小食丸（一）：给宝宝小食丸，看他能拿起几颗	2
	2	拿小食丸（二）：给宝宝小食丸，看他怎样拿起小食丸	2
	3	揉纸：看宝宝是否能模仿家长的动作揉皱纸巾	2
	4	取出木钉（一）：引导宝宝取出木钉板上的木钉，看他能否至少取出1根木钉	2
	5	戳木钉板小洞：引导宝宝去戳木钉板上的小洞，看他能否将手指插进一个小洞	2
大运动能力	6	匍匐爬行：用玩具吸引宝宝匍匐爬行，观察他能爬出的距离	2
	7	独坐玩玩具：宝宝坐着玩玩具时，观察宝宝保持平衡的情况	2

8月龄宝宝发育家庭测评方法

8月龄的宝宝手指动作更加灵活，喜欢跟家长玩一些有趣的小游戏，因此本月的测评内容以精细动作能力为主。

精细动作能力

1. 拿小食丸（一）

【测评内容】宝宝坐着的时候，让他去拿小食丸，看他能拿起几颗

【测评环境】简洁的环境，避免干扰　　　【测评工具】泡芙等适合宝宝吃的小食丸

【测评方法】

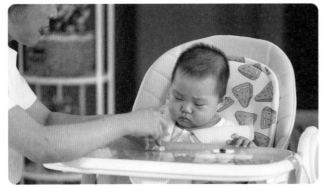

第1步：让宝宝坐在餐椅上，将两颗小食丸放在餐台上宝宝刚好能够到的位置。

第2步：对宝宝说："宝宝，把吃的都拿起来。"同时观察宝宝拿起的情况。

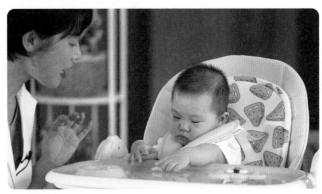

优秀	良好	较弱
宝宝能同时抓起两颗小食丸，可得满分2分。	宝宝能抓起一颗小食丸，可得1分。	宝宝只是触碰了小食丸，没有抓起，得0分。

2. 拿小食丸（二）

【测评内容】宝宝坐着的时候，让他去拿小食丸，看他怎样拿起小食丸

【测评环境】简洁的环境，避免干扰

【测评工具】泡芙等适合宝宝吃的小食丸

【测评方法】

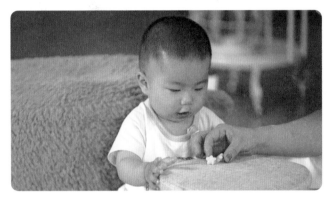

第1步：让宝宝坐在桌子前，将两颗小食丸一起放在桌子上宝宝刚好能够到的位置。

第2步：对宝宝说："宝宝，把吃的都拿起来。"同时观察宝宝如何拿起小食丸。

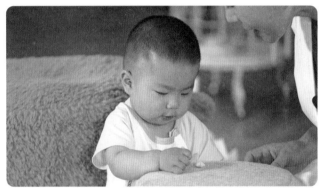

优秀	良好	
宝宝以抓耙的方式拿起两粒小食丸，但拇指在食指侧面，或者在拇指伸展、食指弯曲的状态下捏起一颗小食丸，可得满分2分。	宝宝用拇指和食指拿起一颗小食丸，可得1分。	如果宝宝只是用大把抓的动作抓起了两颗小食丸，得0分。

3. 揉纸

【测评内容】宝宝坐着的时候，引导宝宝揉纸

【测评环境】简洁的环境，避免干扰　　【测评工具】面巾纸或厨房用纸

【测评方法】

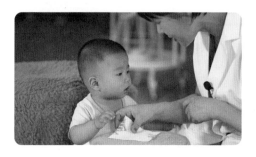

第1步：让宝宝坐在桌子前，将一张面巾纸或半张厨房用纸放在桌上宝宝刚好能够到的位置。

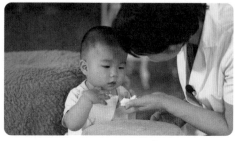

第2步：家长再拿一张纸，给宝宝做揉纸的示范。示范时，动作要慢，要让宝宝看清楚。

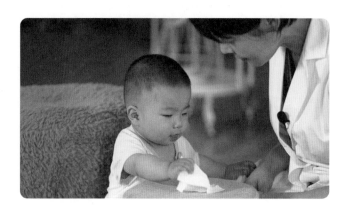

第3步：对宝宝说："宝宝，像妈妈（爸爸）一样揉纸。"同时观察宝宝揉纸的情况。

优秀	良好	较弱
宝宝用一只手或两只手的手掌把纸揉皱，可得满分2分。	宝宝用手指把纸揉皱，可得1分。	宝宝只是触摸或者按着纸移动，得0分。

4. 取出木钉（一）

【测评内容】让宝宝坐着，引导宝宝取出木钉板上的木钉

【测评环境】简洁的环境，避免干扰　　　　　【测评工具】木钉板

【测评方法】

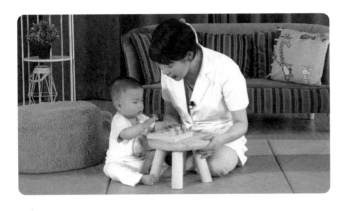

第1步：宝宝坐在桌子前，将插有三根木钉的木钉板放在宝宝面前。

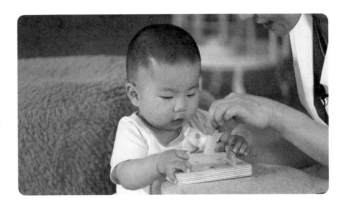

第2步：家长先拔出一根木钉，给宝宝做示范，并对宝宝说："宝宝，像妈妈（爸爸）一样把木钉拔出来。"同时观察宝宝的动作情况。

优秀	良好		特殊情况
宝宝能拔出至少一根木钉，可得满分2分。	宝宝尝试着拔出木钉，可得1分。	宝宝只是碰了碰木钉，得0分。	有的宝宝摸到木钉的时候会用手去扒拉，但没有拔出来。

5. 戳木钉板小洞

【测评内容】让宝宝坐着，引导宝宝去戳木钉板上的小洞

【测评环境】简洁的环境，避免干扰 　　　　【测评工具】木钉板

【测评方法】

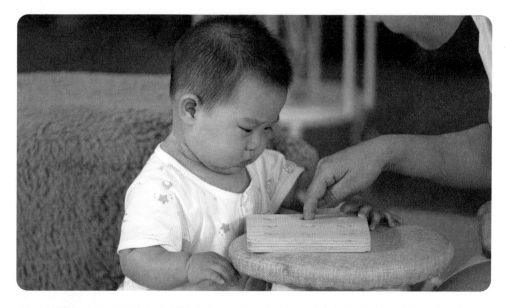

延续前项测评，家长把拔空的木钉板放在桌子上，把手指插到一个洞里，并对宝宝说："宝宝，像妈妈(爸爸)一样用手指戳戳小洞洞。"观察宝宝的动作情况。

优秀	良好	较弱
宝宝将手指插进一个小洞，可得满分2分。	宝宝将手指放在了距离洞口不超过1厘米的位置，可得1分。	宝宝只是触摸了桌子或者木钉板，得0分。

大运动能力

6. 匍匐爬行

【测评内容】宝宝俯卧时，用玩具吸引宝宝匍匐爬行

【测评环境】简洁的环境，较平坦硬实的表面，避免干扰 　　　　【测评工具】玩具

【测评方法】

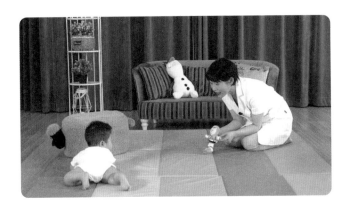

第1步：宝宝俯卧时，将玩具放在宝宝面前距离宝宝150厘米的位置，吸引宝宝的注意。

第2步：对宝宝说："宝宝，来拿玩具。"同时观察宝宝爬行的情况。

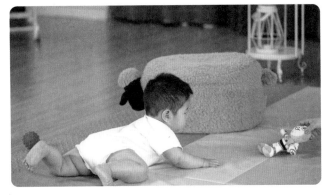

优秀	良好	
宝宝依靠上肢向前爬了90厘米以上，可得满分2分。	宝宝依靠上肢向前爬了60~90厘米，就是1分。	宝宝向前爬了不足60厘米，得0分。

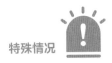

特殊情况

爬行时，如果周围环境有干扰，会影响宝宝的专注，这种情况下，他爬的距离可能会比较短。

7. 独坐玩玩具（详见 P151）

典型发育滞后问题 & 家庭训练方案

8月龄的宝宝会有以下比较常见的发育滞后的情况，家长可以按照书中讲解的内容在家中加强对宝宝的发育训练，必要时尽早带宝宝到专业机构进行检查，以听取医生的建议。

家庭训练方案1：宝宝不能顺利拿起小食丸怎么办

宝宝看到小食丸只是用手碰碰，或直接用手掌大把抓起。

【专家分析原因】

只是用手碰碰小食丸，可能是因为此时的宝宝还处于新事物触摸阶段，对新事物的理解需要有一个过程。而大把抓起小食丸的宝宝，可能是因为宝宝正处于口欲期，或者以前吃过小食丸，很喜欢吃，于是急于塞进嘴里。也有部分宝宝不能顺利拿起小食丸，是因为手指灵活度不够。

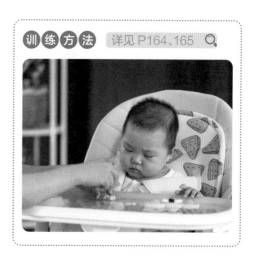

训练方法 详见P164、165

【家庭训练方案】

对于没有拿小食丸的宝宝，家长要鼓励宝宝伸手去触摸，可以用语言鼓励："宝宝，拿起来吃吧。"或者家长拿起一颗小食丸放进宝宝嘴里。对于大把抓的宝宝，我们每次给宝宝一两颗小食丸，可以把小食丸放在小容器中，给宝宝用手指捏起的机会。

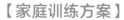

宝宝进步啦！

经过一段时间的练习，宝宝可以记住小食丸，手指灵活度也越来越高，拿小食丸的动作状态也越来越好了。

家庭训练方案 2：宝宝不能把纸揉皱怎么办

看到面巾纸或厨房用纸，宝宝只是用手摸摸或按着，不能拿起来揉皱。

【专家分析原因】

　　平铺在桌面的纸巾，在宝宝的眼中没有视觉上的立体感，很容易被忽视，从而导致宝宝对纸巾的触感偏弱。

【家庭训练方案】

　　做练习前，家长可以先将纸张稍微揉皱放到桌面上，让宝宝更加容易拿起来。建议不要使用太软的纸，宝宝此时仍然处于口欲期，如果把太软的纸放进嘴里，咬碎、吞咽，容易发生危险。如果宝宝把纸放到嘴里，家长不要大声呵斥，趁纸还没碎赶快拿走，换一个游戏和宝宝玩，转移注意力让他忘掉吃纸。

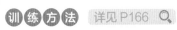

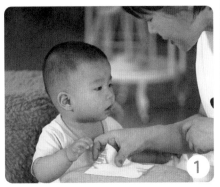

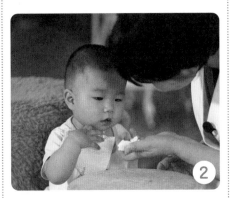

训练方法　详见 P166

宝宝进步啦！

宝宝模仿能力很强，纸张拿起来之后很快就可以模仿家长的动作揉纸，有成就感之后他就愿意玩这个游戏啦！

家庭训练方案 3：宝宝不去戳木钉板的小洞怎么办

宝宝看到木钉板后只是摸一摸，不去戳小洞。

【专家分析原因】

没有戳小洞洞，和宝宝的手眼协调能力有关系。宝宝在视觉上和大人是有差别的，很多小洞洞在宝宝眼里不一定是大人眼中看到的小洞洞，宝宝还需要去观察理解。

【家庭训练方案】

在让宝宝戳洞之前，家长一定要先给宝宝做示范。我们可以把木钉板立起来，让宝宝清楚地看到我们用食指戳洞的动作，然后再给宝宝口令："宝宝，你试试，用手指戳戳小洞洞。"如果发现宝宝的手放在了洞口边缘，或者已经抠到边缘，我们一定要鼓励他。如果宝宝的手指戳进去了，要再给他一个积极的回应："宝宝，你好棒呀，你的小手可以戳小洞洞了。"

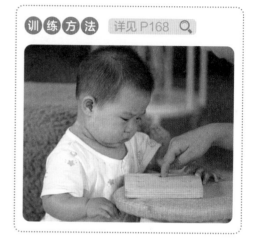

训 练 方 法　详见 P168 🔍

+训

宝宝进步啦！

宝宝的模仿能力很强，每天练习两三次，很快就能学会了。

家庭训练方案 4：宝宝匍匐爬行距离较短怎么办

宝宝俯卧时匍匐爬行的距离较短，达不到家长预定的距离。

【专家分析原因】

不能持续爬行的宝宝，或者爬行距离短的宝宝，与维持俯卧位的时间过短有关系。在床上或围栏中练习爬行的宝宝，视野不够开阔，也会限制他长距离爬行的能力。

【家庭训练方案】

对于俯卧位时间维持比较短的宝宝，我们尽量以互动的方式鼓励宝宝维持俯卧行为，避免在床上练习爬行。可以在安全的范围内，鼓励宝宝全屋爬，锻炼宝宝持续长时间爬行的能力。

训练方法 详见 P169

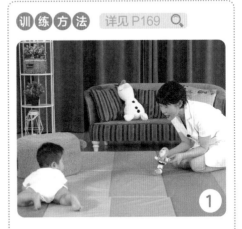

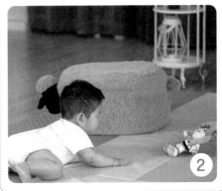

+训

宝宝进步啦！

通过与家长的互动和练习，宝宝匍匐爬行的距离会越来越远，成就感也会越来越大。

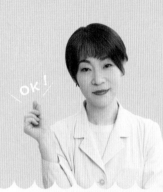

PART3

朝虹老师教你怎么养孩子

为啥你的宝宝测评指标弱

【抚养得过于仔细】

在日常生活中，有的宝宝精细运动能力会差一些，基本不主动伸手去拿东西。这种现象和家长照顾得太仔细有关。平时当宝宝想要吃东西、喝水或玩玩具时，刚露出神态，家长就立刻满足他，根本不需要宝宝爬过去。这样会限制宝宝的思维方式，自主探索能力和解决问题的能力也得不到锻炼。所以家长要多跟宝宝互动，鼓励宝宝自己去解决问题，而不是一直像照顾新生儿那样去满足他。

【给宝宝定规矩太多】

在测评中，有的宝宝对指令没有反应，比如取出木钉的游戏，家长再三示范，宝宝也不愿意伸手把木钉拔出来，最多只是摸一摸木钉。通过了解得知，家长有洁癖，日常生活中家长对宝宝管得过于严厉，制定的规矩太多，除了玩具，什么都不让宝宝碰。这样会造成宝宝接触新事物时心理负担重，不利于宝宝对外界的探索。

【忽视宝宝的营养需求】

宝宝一般从 6 月龄开始添加辅食，遵循由稀到稠、由细到粗的顺序，到了 8 月龄时，宝宝已经可以吃一些米糊、菜粥、面条等辅食了。如果辅食添加得过晚，到了 8~9 月龄才添加，母乳或配方奶中的营养已经不能满足宝宝需求，就会造成宝宝缺钙、缺铁、缺锌等问题，进而也会影响到宝宝的发育。

自然养育的方法

【语言刺激】

8月龄的宝宝虽然还不会说话，但已经开始理解语言，家长在与宝宝互动时，要将语言和动作联系起来，教宝宝学习和他人交往。家长去上班，在出门前要和宝宝说"再见"，同时要做"再见"的手势，鼓励宝宝摆手表示"再见"，"欢迎""谢谢"这些简单的用语也可以逐渐教给宝宝。五官、日常吃的食物、玩的玩具都可以在互动中慢慢教给宝宝。

【持续地练习】

宝宝一天天地长大，精细动作和大运动能力都在不断地提升。

比如抓纸这项练习，宝宝6月龄时可能只是用手指去抓，抓完后就扔掉了或者双手拿着玩一会儿；但到了8月龄，有的宝宝就能用一只手把纸拿起来，而且很连贯地进行揉或撕这种动作，这就是通过持续的练习来一点一点提升宝宝的手指运用能力的表现。

爬行也是一个过程，需要经历2~3个月，有的宝宝需要的时间甚至更久。家长要善于发现这些细微的变化，看到宝宝的成长。并不是说宝宝小时候练过什么了，长大了就不需要再练了。

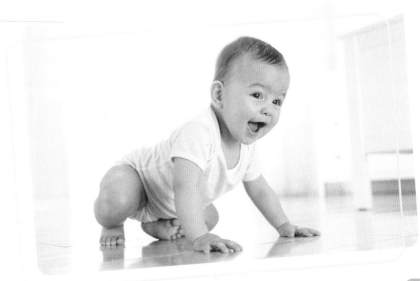

【扶物坐起】

宝宝会坐会爬之后就越来越不安分了，不愿意总是保持一个姿势，躺着、趴着的时候会想坐起来，这时我们可以给宝宝一个小矮凳，让宝宝扶着小凳子，扭转身体坐起来。

【拉绳子，拿玩具】

8月龄的宝宝可以取坐位，通过拉绳子来拿取系着绳子的玩具。具体操作方法就是将绳子一端系在玩具上，把绳子放在桌子上，让宝宝看到绳子和玩具，拉一拉绳子，把玩具拉过来。这个游戏有利于提高宝宝的手脑协调能力。

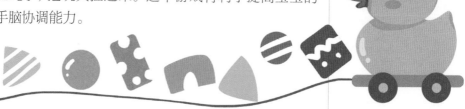

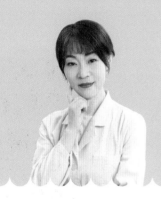

不说话和宝宝的社会适应性有关

人类的语言学习包括"听"和"说"两个层面。0~8月龄是宝宝的前语言理解阶段，这阶段的宝宝虽然还不会说话，却在日常和家长的互动中接收到各种语言信息，为今后学习说话打下基础。然而有的家长却发现自己的宝宝过了8月龄仍然不会说话，这究竟是为什么呢？

宝宝的社会适应性为啥较弱

多数情况下，不会说话的宝宝社会适应性都比较弱，表现为宝宝到了陌生的环境后，一直要让家长抱着，会紧紧搂着家长的脖子，不能被放下来，否则就会大哭不止。这与家长的引导有很大的关系，家长很少带宝宝出去玩，宝宝长时间在较为封闭的环境中生活，就很难适应其他的环境。

走出小圈子，走进社会中

在保证卫生和安全的前提下，家长需要多带宝宝到外面玩，让宝宝走出家庭这个小圈子，多接触外面的世界。一旦宝宝适应了外界环境，他就可以听到更多不同的声音，看到更多不同的东西，因此也更有模仿、表达的欲望，自然而然也就可以学会说话了。

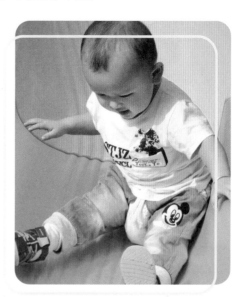

第十一章

9 月龄

270~299天

> 9 月龄的宝宝已经可以叫"爸爸""妈妈"啦！ ☺

9 月龄宝宝成长指标

性别	体重（千克）	身长（厘米）	头围（厘米）
男宝宝	6.67~12.99	65.2~80.5	44.0~46.6
女宝宝	6.34~12.18	63.7~78.9	42.9~45.4

看视频学测评

能力指标

9月龄的宝宝运动能力更强，变得更加活跃，醒着的时候会不停地想活动；他的手指更灵巧了，能较为熟练地捏起细小的东西，并且喜欢用食指抠东西。宝宝的理解力和语言能力进一步提升，可以模仿家长拍手，有的宝宝甚至会叫"爸爸""妈妈"了。家长要多跟宝宝说说话，交流过程中要尽量使用简单的语言，这对宝宝理解力的提升很有帮助。宝宝能听懂的话，远比我们想象中的多。

9月龄宝宝能力测评指标：共计 8 项，每项满分 2 分，总计满分 16 分

能力		测评指标	分值
精细动作能力	1	积木互击：让宝宝坐着，引导宝宝去敲积木	2
	2	拍手：让宝宝坐着，引导宝宝拍手	2
大运动能力	3	翻正反应：宝宝坐着时，从后面拉宝宝，观察宝宝能否保持平衡	2
	4	手膝支撑：宝宝俯卧时，引导宝宝爬向家长，观察宝宝手膝支撑情况	2
	5	爬行：宝宝跪着的时候，引导他爬过来拿玩具	2
	6	坐位转身：宝宝坐着的时候，将玩具放到宝宝身体的一侧，看宝宝转身的角度	2
	7	站起：宝宝坐在沙发或桌子旁时，用玩具吸引宝宝，让宝宝扶站起来	2
	8	独坐玩玩具：宝宝坐着玩玩具时，观察宝宝保持平衡的情况	2

9 月龄宝宝发育家庭测评方法

9 月龄的宝宝运动能力又有了显著变化，他不仅能爬得很好，还能扶着东西站起来。睡醒后，他能从仰卧直接翻身坐起，而且能坐得很稳。宝宝手部的灵活度也增加了。

精细动作能力

1. 积木互击

【测评内容】让宝宝坐着，引导宝宝去敲积木

【测评环境】简洁的环境，避免干扰　　　　【测评工具】方形积木

【测评方法】

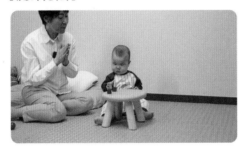

第 1 步：让宝宝坐在餐椅上或地垫上，准备两块方形积木。

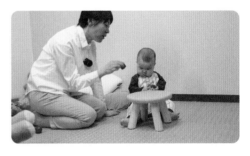

第 2 步：将一块积木放在宝宝面前，让宝宝主动拿起来，或直接放在宝宝手中，再放第二块积木。

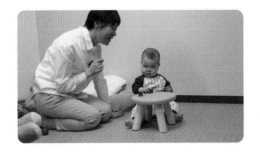

第 3 步：给宝宝口令："宝宝，把这块也拿起来，一起敲一敲。"

优秀	良好	较弱
宝宝拿起第二块积木，在身体的中线位置敲击，可得满分 2 分。	宝宝拿起第二块积木，但没有在中线位置敲击，可得 1 分。	宝宝没有拿起第二块积木，得 0 分。

2.拍手

【测评内容】让宝宝坐着，引导宝宝拍手

【测评环境】简洁的环境，避免干扰　　　　【测评工具】无

【测评方法】

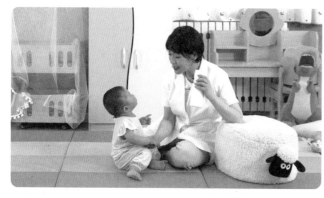

第1步：让宝宝坐在餐椅上或地垫上，家长坐在宝宝对面。

第2步：家长一边拍手，一边对宝宝说："宝宝，我们来拍拍手。"

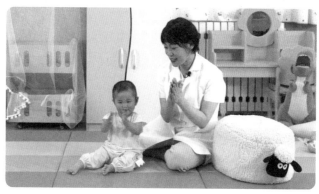

优秀	良好	
宝宝能拍手三次，可得满分2分。	宝宝能拍手一两次，可得1分。	宝宝的双手只是相互触碰，没有拍，得0分。

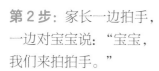

特殊情况

有的宝宝把家长拍手的动作理解成要抱自己，就不会跟着做拍手的动作了。这时家长可以握住宝宝的手帮他拍一拍，宝宝了解这个游戏后就可以学会拍手动作了。

3. 翻正反应

【测评内容】宝宝坐着时，从后面拉宝宝，观察宝宝能否保持平衡

【测评环境】简洁的环境，平坦的地垫，避免干扰　　　　【测评工具】无

【测评方法】

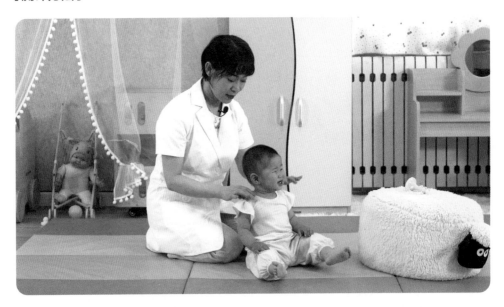

宝宝坐在地垫上，家长在背后将手放在宝宝的肩膀上，将宝宝从垂直位向后拉20度，观察宝宝调整平衡的能力。

优秀	良好	较弱
宝宝的手臂和头向前伸，恢复平衡后能够再坐直，可得满分2分。	宝宝的手臂和头向前向下伸，恢复平衡后能够再坐直，可得1分。	宝宝的手臂和头没有向前伸，得0分。

特殊情况

在宝宝坐得比较稳的情况下，突然给宝宝向后的拉力时，大部分宝宝能够保持身体的平衡。个别宝宝坐得不是很稳，把他向后拉时，他就会直接向后倒。

4. 手膝支撑

【测评内容】宝宝俯卧时，引导宝宝手膝撑起，观察宝宝手膝支撑的情况

【测评环境】简洁的环境，较平坦硬实的表面，避免干扰

【测评工具】玩具

【测评方法】

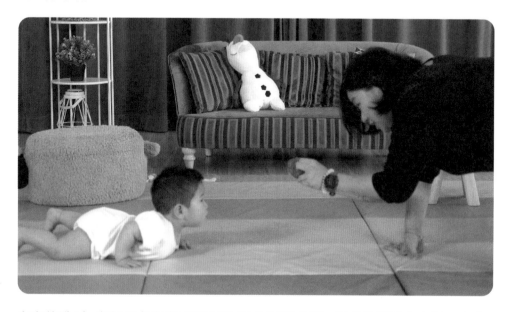

宝宝俯卧时，家长坐在宝宝正前方约 90 厘米的位置，用玩具逗引宝宝说："宝宝，过来。"同时观察宝宝的动作。

优秀	良好	
宝宝以手和膝盖作为支撑抬起身体，保持 5 秒以上，同时还可以前后摇摆两次，可得满分 2 分。	宝宝以手和膝盖作为支撑抬起身体，保持 1~5 秒，可得 1 分。	宝宝仍处于俯卧状态，得 0 分。

5. 爬行

【**测评内容**】宝宝跪着的时候，引导他爬过来拿玩具

【**测评环境**】简洁的环境，避免干扰 　　　【**测评工具**】玩具

【**测评方法**】

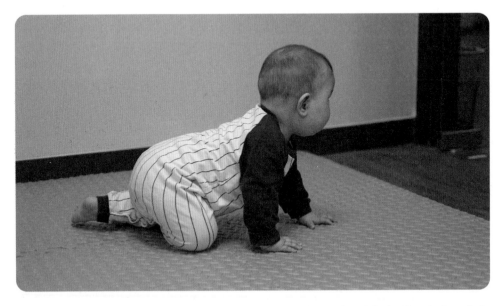

宝宝跪在地垫上时，把玩具放在宝宝前方约 2 米的位置，对宝宝说："宝宝，来拿玩具。"同时观察宝宝的动作。

优秀	良好	较弱
宝宝能以一侧上肢和对侧下肢同时移动（比如同时移动左胳膊和右腿）的交替模式，向前爬约1.5米,可得满分2分。	宝宝能以上述模式，向前爬约1米，或者在非上述模式下，向前爬约1.5米，可得1分。	宝宝匍匐爬行或者没有动，得0分。

6. 坐位转身

【测评内容】宝宝坐着的时候，将玩具放到宝宝身体的一侧，看宝宝转身的角度

【测评环境】简洁的环境，避免干扰　　　　【测评工具】玩具

【测评方法】

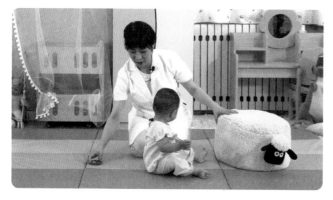

第1步：宝宝坐在地垫上，将玩具放到宝宝身体的一侧50~60厘米的位置，吸引宝宝的注意力。

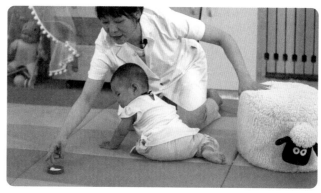

第2步：对宝宝说："宝宝，转身拿玩具。"同时观察宝宝转身的情况。

优秀	良好	
宝宝以臀部为轴，在四肢驱动下向左右两侧均可转90度，可得满分2分。	宝宝以臀部为轴，在四肢驱动下只向一侧转90度，可得1分。	宝宝向左右两侧转体均小于90度，得0分。

特殊情况

坐位躯干稳定性弱的宝宝在尝试转体时易失去平衡，造成转体失败。个别宝宝如果被家长过度保护也不易转体够玩具。

7. 站起

【测评内容】宝宝坐在沙发或桌子旁时，用玩具吸引宝宝，让宝宝扶站起来

【测评环境】简洁的环境，避免干扰 　　　【测评工具】玩具

【测评方法】

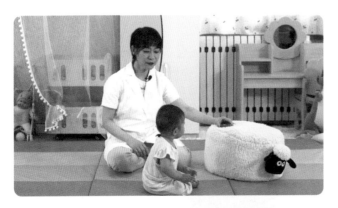

第1步：宝宝坐位，靠近一个比较稳的桌子或者沙发旁边，将玩具放在桌子或者沙发的边上，确保宝宝能看到玩具，但伸手却够不到。

第2步：对宝宝说："宝宝，去拿玩具。"同时观察宝宝的动作。

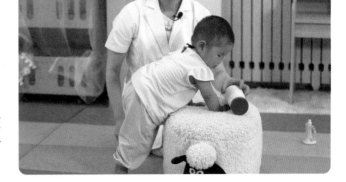

优秀	良好	较弱
宝宝能扶着沙发或桌子站起来，可得满分2分。	宝宝尝试站起来，但又坐在了地上，可得1分。	宝宝没有尝试站起来，得0分。

8. 独坐玩玩具（详见 P151）

典型发育滞后问题 & 家庭训练方案

9月龄的宝宝会有以下比较常见的发育滞后的情况，家长可以按照书中讲解的内容在家中加强对宝宝的发育训练，必要时尽早带宝宝到专业机构进行检查，以听取医生的建议。

家庭训练方案 1：宝宝手膝支撑动作不标准怎么办

宝宝在手膝支撑时省略前后摇摆或摇摆很多次；宝宝不抬起身体直接向前爬或者趴着不动。

【专家分析原因】

出现这些情况可能是因为宝宝前臂支撑力量不足、膝盖不会弯曲无法做出跪姿；宝宝如果不太会爬，就会趴着不动。

【家庭训练方案】

宝宝在家里做手膝支撑练习时，家长可以对宝宝稍加辅助，此时需要爸爸、妈妈的配合。比如爸爸在身后辅助，扶着宝宝调整姿势，妈妈在前面用玩具逗引宝宝："宝宝，来，看妈妈这里的玩具。"通过配合让宝宝把身体调整成手膝支撑的姿势。如果宝宝前臂支撑力不足，可以多做俯卧抬手够玩具练习，具体方法详见 P133。家长要有耐心，不能因为宝宝暂时做不到或稍微取得成就就停止练习。

这些练习次数不限，只要宝宝有兴趣就可以做。

宝宝进步啦！

随着练习次数的增加，宝宝的力量越来越强，姿势也会越来越标准。

训练方法　详见 P183

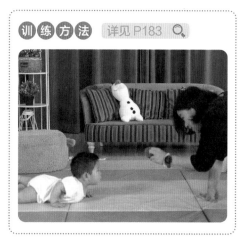

家庭训练方案 2：宝宝爬行时上下肢不协调怎么办

宝宝身体协调能力弱，爬的时候只有上肢交替前进，下肢不能很好地协同配合。

【专家分析原因】

下肢协同配合能力弱，和宝宝双下肢肌肉力量不足有关，也和宝宝不具备长时间持续爬行的能力有关。部分宝宝躯干力量弱，也会影响爬行的协调性。

【家庭训练方案】

出现上述情况家长可以多给宝宝练习手膝支撑动作；练习爬行时，妈妈拿着宝宝喜欢的玩具在前面逗引宝宝，爸爸在宝宝背后推宝宝的脚，让他按照手膝支撑这种正常爬行的姿势往前爬，去够玩具。家长能做的只是辅助，宝宝自己有向前爬的意愿才是最重要的。

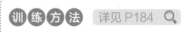
训练方法 详见 P184

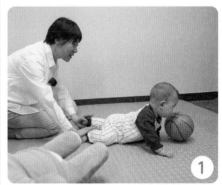

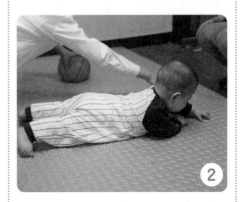

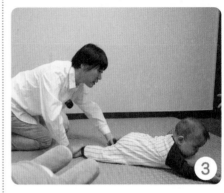

+训

宝宝进步啦！

开始时，家长可以将爬行距离设置得短一些，让宝宝能相对容易地完成。等宝宝四肢的协调能力提升后，再逐渐将距离延长，在这个过程中，宝宝也能逐渐获得成就感和自信心。

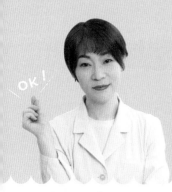

PART3

朝虹老师教你怎么养孩子

为啥你的宝宝测评指标弱

【忽视宝宝的成长】

9月龄的宝宝手更灵活，拇指和食指配合能捏起细小的物品，还能把纸揉皱。兴奋的时候，他会啪啪地拍桌子，还能模仿家长拍手。除此之外，他还学会了用食指抠东西的新技能。

宝宝的观察力和理解力有了明显提升。他会观察物体掉落的轨迹，还能找出家长藏起来的玩具。他能听懂很多话，也能读懂家长的表情。得到表扬时他会很开心，受到责备时他会哭或者叫。

此时的宝宝可能会在家长做事时"捣乱"，可不能忽视宝宝的成长，错误地以为宝宝变得调皮了。此时家长更要多跟宝宝交流，可以读一些故事给宝宝听，这对提升他的理解力非常有帮助。

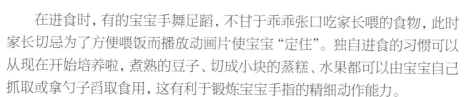

【做事情不让宝宝参与】

9月龄的宝宝不仅可以扶着桌子站起来了，而且手指的精细动作能力也有很大的提高，拿取小食丸、搅动小勺等都可以完成。

在进食时，有的宝宝手舞足蹈，不甘于乖乖张口吃家长喂的食物，此时家长切忌为了方便喂饭而播放动画片使宝宝"定住"。独自进食的习惯可以从现在开始培养啦，煮熟的豆子、切成小块的蒸糕、水果都可以由宝宝自己抓取或拿勺子舀取食用，这有利于锻炼宝宝手指的精细动作能力。

自然养育的方法

【练习站起】

9月龄的宝宝如果具备了独立维持手膝支撑位、腿和脚能够完全负重的能力，可以练习站起。起身站立有助于增强双腿的力量，为行走及保持直立位的姿势做准备。

练习站起的时候要给宝宝准备一些活动场所，比如带栏杆的小床，有护栏的地垫、沙发前或床前有空地的地方。让宝宝坐在靠近沙发的地垫上，家长坐在矮椅子上，拉宝宝的胳膊鼓励他站起，逐渐让宝宝扶着椅子，或者扶家长的身体独立站起。

也可以拿着宝宝的奶瓶或小食丸，放在宝宝够不到的高度，鼓励宝宝扶着家长的腿站起来够。

宝宝扶站起身后，鼓励宝宝靠站练习，开始宝宝会有些晃动，家长要及时辅助站好并反复练习，慢慢撤去依靠的物体。

在给宝宝穿衣服时，鼓励宝宝站起，站起后，可以让宝宝扶着家长的胳膊，等家长给穿裤子。

【"拉大锯，扯大锯"游戏】

9月龄的宝宝可以玩"拉大锯，扯大锯"的游戏，家长坐在宝宝前面，握住宝宝双臂，将宝宝向后推。让宝宝向后仰，保持1秒，再将宝宝拉回来。开始时，家长的动作的力度可以大一点，帮宝宝找平衡，等宝宝能较好地调节平衡后，家长再逐渐降低力度让宝宝依靠自己的力量维持平衡。

这个游戏不仅可以提升宝宝肌肉的力量和平衡能力，而且可以增进宝宝与家长之间的感情。

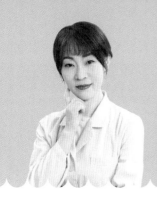

育儿课堂

手机真的是"育儿神器"吗

如今的生活中，似乎每个人都离不开电子设备，手机、平板电脑……里面可以看到、查到的内容丰富，几乎可以满足我们日常对信息的所有需求，这种现象就是"屏幕暴露"。有的家长认为手机里内容丰富，为了安抚宝宝，或者让宝宝了解更多知识，主动将自己的手机给宝宝玩，甚至直接给宝宝买一部专用的手机，然而这样对宝宝真的有好处吗？

"屏幕暴露"是宝宝成长的绊脚石

我们在第一章就简单讲过一个过多使用手机妨碍宝宝成长的例子。人与人之间通过互动传递的信息是电子产品无法给予的，比如同样是吃一个苹果，在手机上看视频只能看到吃苹果的动作，却无法认识苹果是如何从完整的苹果变成小块或果汁的过程，这样会妨碍宝宝对周围事物的认知和理解。整日抱着手机看，对宝宝的精细动作、大运动能力发展都是不利的。

另外，一边给宝宝看动画片一边喂饭，会影响消化吸收，对宝宝身高、体重的规律增长都会造成不良影响。

家长应该暂时放下手机

宝宝在成长过程中主要是模仿家长的一言一行，虽然我们现在的工作、生活大部分需要手机沟通，但陪伴宝宝时，请你一定要暂时放下手机。和宝宝做互动游戏、给他讲故事、教他认识生活中的事物，慢慢地，宝宝的运动、语言、认识等能力都能有明显的提高。

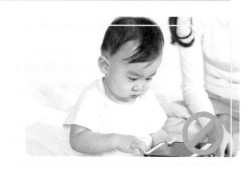

第十二章
10 月龄
300~329天

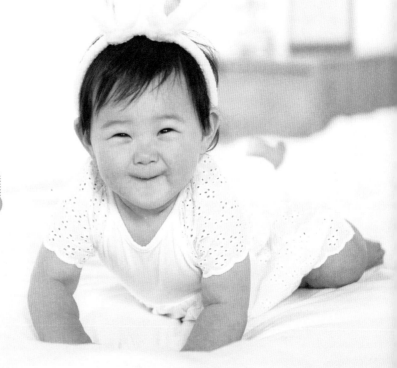

10 月龄的宝宝更喜欢爬行了。 😊

10 月龄宝宝成长指标

性别	体重（千克）	身长（厘米）	头围（厘米）
男宝宝	6.86~13.34	66.4~82.1	44.4~47.0
女宝宝	6.53~12.52	64.9~80.5	43.3~45.8

看视频学测评

能力指标

10月龄宝宝的运动能力大大提高。他的躯干更有力量,平衡能力明显提升。稳坐着玩玩具和够东西对他来说已经是小菜一碟。扶着沙发或者桌子,宝宝可以顺利地站起来,有时候甚至可以扶着东西走上几步。

10月龄宝宝能力测评指标:共计 12 项,每项满分 2 分,总计满分 24 分

能力		测评指标	分值
精细动作能力	1	拿三块积木:宝宝坐着,双手各拿一块积木时,给宝宝第三块积木,看宝宝能不能拿起来	2
	2	放开积木:宝宝坐着,手握积木,引导宝宝放开积木	2
	3	拉绳子:家长抱着宝宝坐在桌子前,引导宝宝拉动拴着玩具的绳子	2
	4	取出木钉(二):宝宝坐着,将木钉板放在宝宝旁边,观察宝宝能否取出木钉板上的木钉	2
大运动能力	5	保护性反应(向后):宝宝坐着时,轻轻向后推宝宝,看宝宝能否保持平衡	2
	6	扶物坐起:宝宝仰卧时,在他旁边放一个稳定物,看他能否扶着稳定物坐起来	2
	7	俯卧位坐起:宝宝俯卧时,拿玩具吸引宝宝,看他能否坐起	2
	8	爬障碍:家长和宝宝坐在地垫上,在宝宝面前放置一个障碍物,用玩具吸引宝宝,看宝宝能否爬过去	2
	9	弹跳:让宝宝握住家长的食指,鼓励宝宝跳	2
	10	侧向迈步:让宝宝站在小桌子和沙发旁,观察宝宝扶着桌子或沙发迈步的情况	2
	11	坐下:宝宝站立时,用玩具吸引宝宝,看他能否坐下	2
	12	踏步:双手扶住宝宝腋下,观察宝宝踏步的情况	2

PART 1 10月龄宝宝发育家庭测评方法

10月龄宝宝的运动能力和身体协调能力有了更大进步，本月测评时，除了越来越细致的精细动作能力，更多的是要测评宝宝的各项大动作能力。

精细动作能力

1. 拿三块积木

【测评内容】让宝宝坐着，双手各拿一块积木，给宝宝第三块积木，看他手的反应

【测评环境】简洁的环境，避免干扰　　　　【测评工具】积木

【测评方法】

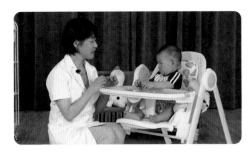 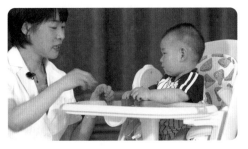

第1步：宝宝坐在餐椅上，给宝宝两块积木，让他的双手各拿一块积木。

第2步：3秒后，将第三块积木放在餐台上，对宝宝说："宝宝，把这块积木也拿起来，一起握住。"同时观察宝宝的反应。

优秀	良好	较弱
宝宝的手伸向第三块积木时，两手仍握住两块积木，可得满分2分。	宝宝的手伸向第三块积木时，扔掉了其中一块积木，可得1分。	宝宝没有伸手，得0分。

2. 放开积木

【测评内容】宝宝坐着，手握积木，引导宝宝放开积木

【测评环境】简洁的环境，避免干扰 　　　　　【测评工具】积木

【测评方法】

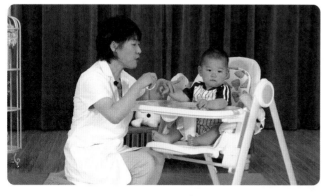

第1步： 让宝宝坐在餐椅上，在餐台上放一块积木，让宝宝拿起来。

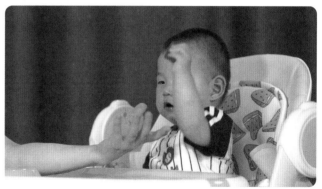

第2步： 家长将手放在宝宝拿着积木的手下方约15厘米的位置，然后对宝宝说："宝宝，把积木放到妈妈（爸爸）手里。"

优秀	良好	较差
宝宝松开手，积木掉进家长手中，可得满分2分。	宝宝松开手，把积木放在或掉在桌子上，可得1分。	宝宝没有松开手，仍将积木握在手中，得0分。

特殊情况

大部分宝宝认为玩具是自己的，不愿意放下，或者拿到玩具后就开始啃咬，因此这项测评很难完成。可以带宝宝多做一些收纳玩具的游戏，练习拿起和放下的动作。

3. 拉绳子

【测评内容】家长抱着宝宝坐在桌子前，引导宝宝拉动拴着玩具的绳子

【测评环境】简洁的环境，避免干扰　　　　　【测评工具】系有绳子的玩具

【测评方法】

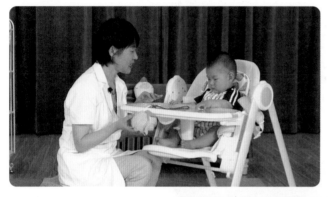

第1步：让宝宝坐在餐椅中，把一个系有绳子的玩具放在餐台上，吸引宝宝注意，然后将玩具悬吊于餐台下（另一头家长拿住避免脱落）。

第2步：先让宝宝观察绳子和玩具的关系，然后对宝宝说："宝宝，拉绳子。"观察宝宝的反应。

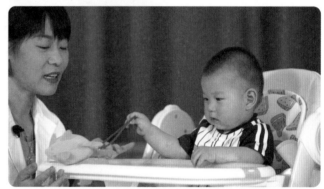

优秀	良好	较弱
宝宝能抓住并拉动绳子，可得满分2分。	宝宝拍了拍绳子，可得1分。	宝宝只是触摸了绳子，得0分。

特殊情况

由于桌子上只有绳子，没有玩具，而绳子又比较细，所以有的宝宝对绳子的关注度不高，不感兴趣。这种情况下，家长需要给宝宝做示范，让他看到用绳子拉起的玩具，激发宝宝的兴趣。

4. 取出木钉 (二)

【测评内容】让宝宝坐着,观察宝宝能否取出木钉板上的木钉

【测评环境】简洁的环境,避免干扰　　　　【测评工具】木钉板

【测评方法】

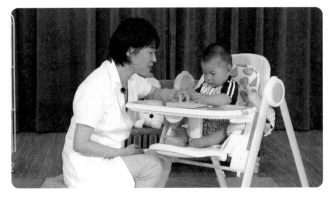

第1步: 让宝宝坐在餐椅上,将一个插着三根木钉的木钉板放在宝宝面前。

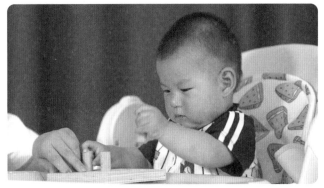

第2步: 对宝宝说:"宝宝,把木钉都拔出来。"

优秀	良好	
宝宝能将三根木钉全部拔出来,可得满分2分。	宝宝拔出两根木钉,可得1分。	宝宝没有拔出木钉或只拔出了一根木钉,得0分。

5. 保护性反应（向后）

【测评内容】宝宝坐着时，轻轻向后拉宝宝，看宝宝能否保持平衡

【测评环境】简洁的环境，平坦的地垫，避免干扰，保障安全

【测评工具】无

【测评方法】

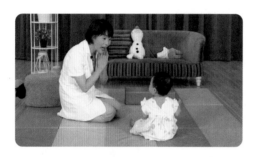

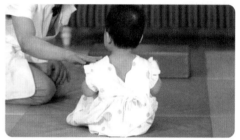

第1步：宝宝和家长一起坐在地垫上，家长坐在宝宝侧面。

第2步：快速轻轻向后推宝宝，使宝宝的身体向后倾斜约45度，观察宝宝调整平衡的情况。

优秀	良好	较弱
宝宝向后伸出一只手臂或者双臂，且张开手掌支撑住身体，可得满分2分。	宝宝躯干转向一侧，并伸出手臂，但未支撑住身体，可得1分。	宝宝没有伸出手臂，得0分。

特殊情况

很多10月龄的宝宝都会向前伸手调整平衡，向后伸手相对要困难一些。如果宝宝没有向后伸出手臂，我们可以和宝宝做一些游戏，引导他向后伸手支撑身体。

说明：在做这项测评时，家长要准备在后面接住宝宝，以免宝宝在没有做出反应的情况下倒下。

6. 扶物坐起

【测评内容】宝宝仰卧时，在他旁边放一个稳固的物体，如矮桌子，用玩具或零食等吸引宝宝，看他能否扶着稳定物坐起来

【测评环境】简洁的环境，避免干扰，保障安全

【测评工具】玩具、稳定物（如矮桌子）

【测评方法】

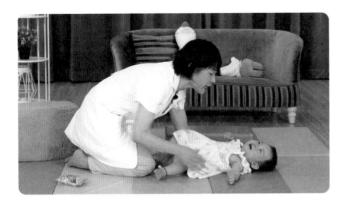

第1步：让宝宝仰卧在地垫上，挨着宝宝的一侧放一个可支持宝宝坐起来的稳定物（见一旁的绿色方枕）。

第2步：用玩具或零食吸引宝宝的注意，并鼓励宝宝："来，宝宝，拿玩具。"观察宝宝能否扶着稳定物坐起来。

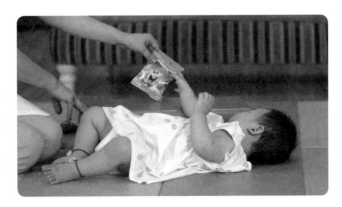

优秀	良好	
宝宝能扶着稳定物坐起来，可得满分2分。	宝宝只是抓住稳定物，尝试坐起，可得1分。	宝宝躺在地上没有动，得0分。

7. 俯卧位坐起

【测评内容】宝宝俯卧时，拿玩具吸引宝宝，看他能否坐起

【测评环境】简洁的环境，较平坦硬实的地面，避免干扰　　　　【测评工具】玩具

【测评方法】

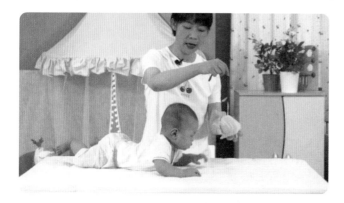

第1步：宝宝俯卧时，用玩具吸引宝宝的注意，然后将玩具举到宝宝头上方50~60厘米的位置。

第2步：对宝宝说："宝宝，来拿玩具。"同时观察宝宝的动作。

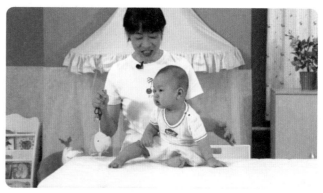

优秀	良好	较弱
宝宝能坐起来，可得满分2分。	宝宝尝试着坐起来，就是1分。	宝宝趴在或躺在地上，得0分。

💬 **朝虹老师答疑**

Q: 俯卧位坐起考察的是宝宝的哪些能力？

A: 在没有小椅子、沙发等外物支撑的情况下，从俯卧位坐起，这对宝宝的平衡能力、手臂的力量以及整体的协调能力要求较高。如果平衡能力差、手臂力量不足或者身体的协调性不太好，那宝宝可能没办法自己直接坐起来。练习时，一定要注意宝宝的安全。

8. 爬障碍

【测评内容】家长和宝宝坐在地垫上，在宝宝面前放置一个障碍物，用玩具吸引宝宝，看宝宝能否爬过去

【测评环境】简洁的环境，避免干扰　　　　【测评工具】玩具

【测评方法】

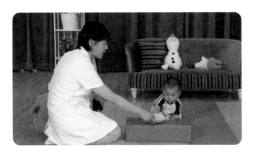

第1步：家长坐在地上，在宝宝面前20~30厘米的位置放置一个障碍物。

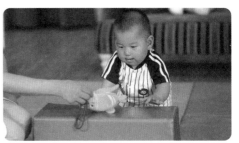

第2步：家长用玩具吸引宝宝的注意，然后将玩具放到障碍物的另一侧，尽量远一点的位置。

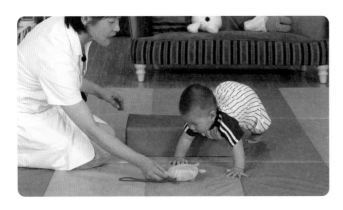

第3步：对宝宝说："宝宝来拿玩具。"同时观察宝宝能否从障碍物上爬过去拿玩具。

优秀	良好	
宝宝整个身体爬过障碍物，可得满分2分。	宝宝爬到了障碍物上，可得1分。	宝宝只爬到了障碍物边，或者没有动，得0分。

特殊情况

爬障碍的能力建立在爬得比较熟练的基础上，如果宝宝只会匍匐爬，而抬肩抬腿的能力较弱，他就没有力量去完成爬障碍的动作。这时，家长需要多给宝宝做手膝支撑和爬行的练习。

9. 弹跳

【测评内容】让宝宝握住家长的食指，鼓励宝宝跳

【测评环境】简洁的环境，平坦硬实的表面，避免干扰　　　　【测评工具】无

【测评方法】

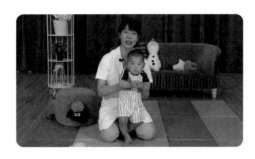

第1步：家长坐在或跪在地垫上，扶着宝宝站在地垫上。

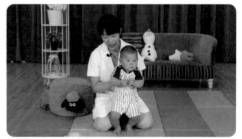

第2步：播放一首宝宝喜欢的音乐，家长的双手轻扶宝宝腋下。

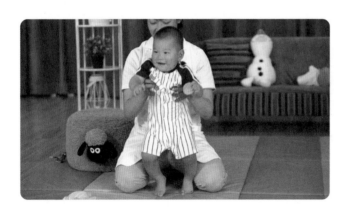

第3步：随着音乐，让宝宝上下移动，对宝宝说："宝宝，跟着音乐跳一跳。"同时观察宝宝的反应。

优秀	良好	较弱
宝宝屈膝跳三次，可得满分2分。	宝宝屈膝跳一两次，可得1分。	宝宝的腿比较僵直或者直接坐下了，得0分。

10. 侧向迈步

【测评内容】让宝宝站在桌子或沙发旁，观察宝宝扶着桌子或沙发迈步的情况

【测评环境】简洁的环境，避免干扰　　　【测评工具】玩具

【测评方法】

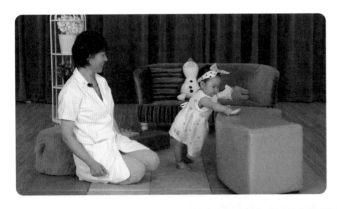

第1步：让宝宝站在比较稳当的桌子或者沙发旁，将玩具放在桌子或者沙发上距离宝宝较远的一端。

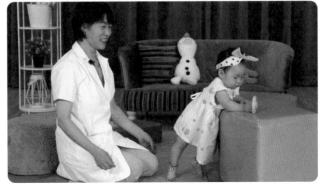

第2步：对宝宝说："宝宝，去拿玩具。"同时观察宝宝迈步的情况。

优秀	良好	
宝宝能扶着沙发或桌子侧向走4步，可得满分2分。	宝宝能扶着沙发或桌子侧向走1~3步，可得1分。	宝宝没有动，得0分。

11. 坐下

【**测评内容**】宝宝站立时，用玩具吸引宝宝，看他能否坐下

【**测评环境**】简洁的环境，避免干扰　　　　【**测评工具**】玩具

【**测评方法**】

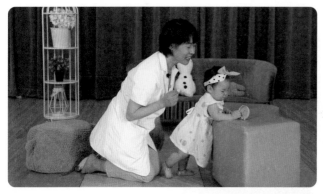

第 1 步： 让宝宝扶着沙发或桌子站立，将一个玩具放在宝宝面前的地上。

第 2 步： 对宝宝说："宝宝，坐下，去玩玩具。"观察宝宝如何坐下。

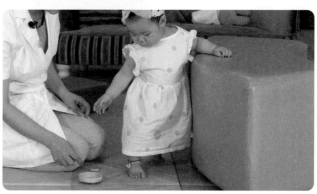

优秀	良好	较弱
宝宝从下蹲到坐位，没有跌倒，可得满分 2 分。	宝宝下蹲的时候跌倒，可得 1 分。	宝宝保持站立，没有去够玩具，得 0 分。

特殊情况

宝宝想拿玩具又不敢坐下，往往跟躯干稳定性有关，维持平衡能力弱，影响了更高级技能的学习。这时，我们可以给他一个辅助，帮他蹲下，然后再坐下。"坐下—站起—坐下"的过程就像游戏一样。我们可以重复几次，让宝宝能够熟练完成。切记在练习过程中保证宝宝的安全。

12. 踏步

【测评内容】双手扶住宝宝腋下，观察宝宝踏步的情况

【测评环境】简洁的环境，避免干扰　　　　　【测评工具】玩具

【测评方法】

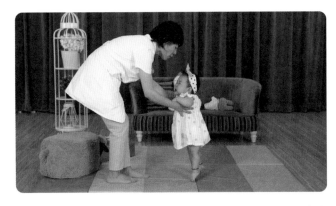

第1步：双手扶住宝宝腋下，让宝宝站立起来，与家长面对面。

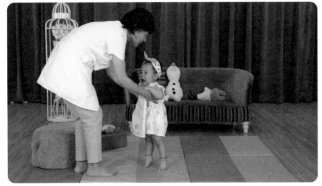

第2步：对宝宝说："宝宝，我们一起走。"同时观察宝宝踏步的情况。

优秀	良好	
宝宝能原地踏步或者向前迈4步，得满分2分。	宝宝能原地踏步或者向前迈两三步，可得1分。	宝宝没有踏步或迈步的动作，得0分。

典型发育滞后问题 & 家庭训练方案

10 月龄的宝宝会有以下比较常见的发育滞后的情况，家长可以按照书中讲解的内容在家中加强对宝宝的发育训练，必要时尽早带宝宝到专业机构进行检查，以听取医生的建议。

家庭训练方案 1：宝宝不会同时拿住三块积木怎么办

宝宝在拿第三块积木时，会扔掉手里的一块。

【专家分析原因】

出现这种情况是因为宝宝没有记住自己双手里都有积木。平时家长若是频繁地给宝宝换玩具，宝宝就会习惯性地扔掉一个再拿一个。

【家庭训练方案】

在家给宝宝做练习时要循序渐进：先让宝宝练习抓握一块积木，如果他能握在手里并用双手拿着玩，而不是塞进嘴里，再让他玩两块积木。给宝宝第二块积木时，最好让他自己主动拿起来。宝宝能在手里握着一块的情况下，主动拿起第二块积木，还不塞进嘴里，再给他第三块积木。给宝宝第三块时，要让他注视目标，并对他说："把这块积木也拿起来，一起握在手里。"练习时家长一定要给宝宝做示范，让宝宝看清自己的动作，宝宝的手小，可能一下子达不到目标，要多给他一些鼓励，对他耐心一点。

+ill

宝宝进步啦！

多陪宝宝练习几次，在他记住手里有两块积木后，就可以学会同时拿起第三块积木啦！

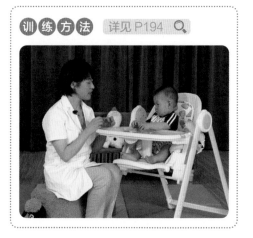

训练方法　详见 P194

家庭训练方案 2：宝宝扶物坐起能力偏弱怎么办

宝宝扶物坐起的能力偏弱，尝试起身不成功或躺着不动。

【专家分析原因】

平时家长对宝宝有求必应，宝宝的需求很容易就得到了满足，于是他就没有主动去够玩具的欲望了，所以扶着稳定物坐起来对于他来说相对困难一些。

【家庭训练方案】

日常互动时，我们可以用稍微矮一点的小桌子，让宝宝能轻易看到他想拿的玩具，然后鼓励宝宝来拿。如果宝宝尝试坐起来但没有成功，我们要适当地给予他辅助，比如牵拉一下宝宝的手。如果宝宝能够在有辅助的情况下坐起并拿到玩具，我们要对宝宝大加赞扬，比如"宝宝，你好棒呀，可以自己起来拿玩具玩了"。

除了扶着稳定物，我们也可以让宝宝扶着我们的胳膊或手坐起来。比如让宝宝伸手够玩具，如果宝宝够不到，我们可以让他扶着我们的胳膊坐起来。这有助于宝宝建立自信。

训练方法　详见 P199

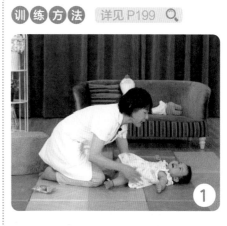

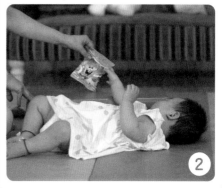

宝宝进步啦！

扶物坐起的过程，其实也是宝宝思考问题、解决问题的过程。宝宝知道要转身、扶着稳定物坐起来，才能拿到玩具。因此，这项练习不但训练体能，还可以促进宝宝智力的发展。

家庭训练方案 3：宝宝弹跳能力较弱怎么办

宝宝的腿比较僵直，在做弹跳练习时不能顺利做出屈膝的动作。

【专家分析原因】

宝宝腿部力量较弱，做这个练习时会比较吃力。

【家庭训练方案】

我们可以把弹跳练习作为互动游戏来进行，可以放一些宝宝喜欢的音乐，增加趣味性。我们可以扶着宝宝站在我们的腿上，然后随着音乐的节奏颠一颠宝宝，或者双腿交替着带动宝宝上下移动，让宝宝随着音乐的节奏动起来。也可以在床上扶着宝宝的腋下站起来，带宝宝做弹跳的动作。

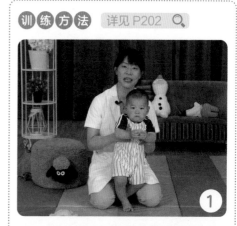

训练方法 详见 P202

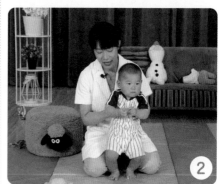

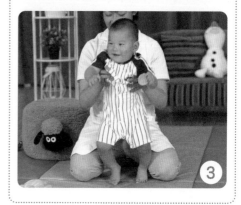

宝宝进步啦！

在宝宝感兴趣的时候多带他做弹跳练习，记忆得到强化后，宝宝听到"跳"这个词就会主动跳起来啦！

做侧向迈步练习时宝宝迈步较少或站着不动。

【专家分析原因】

宝宝下肢力量不足、空间感不好、扶站练得不熟练，或者迈步的时候摔倒过，都会导致他不敢迈步。

【家庭训练方案】

练习侧向迈步前，家长要先观察宝宝的躯干是否足够有力，即宝宝坐着时躯干能否很好地保持平衡，如果宝宝能够保持平衡，再开始增强下肢力量的练习。对于扶站不熟练的宝宝，我们可以让他先从扶站练起，提升宝宝下肢的力量；对于空间感不好、因为摔倒而不敢迈步的宝宝，我们可从短距离练起，宝宝迈一两步够到玩具后，信心会增强，忘记自己摔倒过，慢慢地迈步距离就可以拉长。

+训

宝宝进步啦！

家长给宝宝做练习时切记循序渐进。如果将本来该用于练习爬行、提升身体协调能力的机会，用在了提升下肢的力量上，将会给宝宝的发育造成不良影响。如果宝宝腿部的力量已经足够了，但躯干的平衡能力比较弱，那在他站立以及以后行走的过程中，身体都会摇摇晃晃，所以要先帮助宝宝练习垂直立位躯干平衡。当宝宝坐得很稳时，再练习站起和侧向迈步。先练主动坐，然后是扶站，接着是侧向迈步，再逐步学习更高级的技能。

训 练 方 法　详见 P203

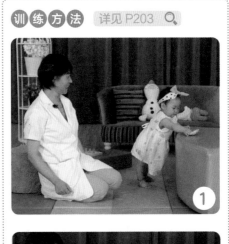

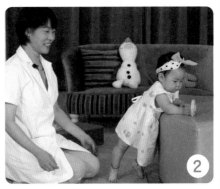

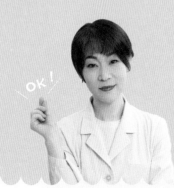

PART3

朝虹老师教你怎么养孩子

为啥你的宝宝测评指标弱

【不让宝宝爬行】

有些家长觉得宝宝在地上爬很脏、容易撞到头，就不让宝宝爬，其实，爬行不仅使得宝宝四肢力量增强，而且多多爬行有助于促进宝宝大脑的发育。

宝宝向着目标物爬的时候，目标物会引起视觉或听觉的兴奋，宝宝的大脑高速运转。爬行需要大脑与小脑密切配合，因此多爬行可以丰富大、小脑之间的神经联系，使脑部发育得更好，以后走路也能走得更稳。

家长可以给宝宝爬行创造条件，移走客厅中央的茶几，在空地上铺上地垫或者给一些家具的尖角包上软包，避免宝宝运动时磕碰到。

【与宝宝互动得比较少】

10月龄的宝宝听到欢快、有节奏的音乐，会高兴地跟着手舞足蹈，家长不要忘了微笑地鼓励他或者与宝宝一起做动作，家长如果选择无视或只忙于其他事情，可能会逐渐浇灭宝宝表现的欲望。

宝宝的手指更灵巧了，可以双手同时抓握东西，可以将木钉板中的木钉一根根取出来，家长要及时地引导，教他做更多复杂的事情。

宝宝的理解力和语言能力进一步提升。他能听懂更多话，并能通过自己特有的方式做出回应。家长要多耐心地与宝宝进行交流，尽可能多地运用不同的词汇，较多的词汇"输入"将会非常有利于宝宝以后语言理解能力的发展。

自然养育的方法

【传递球的游戏】

10月龄的宝宝可以玩传递球的游戏，家长可以让宝宝练习通过挪动取东西的能力。

先取一个软球，爸爸、妈妈和宝宝3个人坐在地垫上，距离1米左右，围成一个三角形。妈妈说："来，宝宝，从妈妈手里把球拿过去给爸爸。"让他听指令去完成。传过来的时候爸爸一定要给他鼓励："宝宝真棒，现在我们把这个球传给妈妈。"

【爬障碍物】

10月龄的宝宝很多都能熟练掌握爬行，通过爬行可以获得更开阔的视野。

可以让宝宝练习爬障碍物。家长也可以用叠好的被子、枕头等设计一条障碍爬行路线，引导宝宝越过困难、达到目的，还可以促进宝宝的智力发育。

【语言刺激】

10月龄的宝宝会无意识地发出"妈妈"或"爸爸"的声音，这一时期的宝宝非常善于模仿，语言能力增长最快，是进行语言训练的关键时期。这时一定要教宝宝准确的名称，比如"牙刷"，不要拿着牙刷对宝宝说"刷牙"，这样会误导宝宝以为牙刷的名称是"刷牙"，认识牙刷之后再教牙刷的用途。教的时候要慢，让宝宝留下印象，反复练习，刺激宝宝语言加工能力。

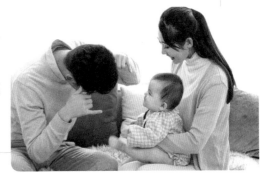

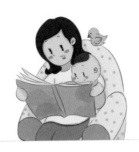

【读绘本】

　　10月龄的宝宝可能对图形或颜色比较敏感，并且会尝试将简单的图案与生活中的物件联系起来思考。家长可以从现在开始亲子共读了，可以反复与宝宝读同一本书，将图案与语言相结合，引导宝宝去理解绘本的内容，只有用多听、多思考的方式积累词汇量，才有利于说话能力及语言理解能力的提升。

【踏步】

　　在给宝宝做踏步练习时，家长可以给游戏增加一些趣味性。在地上放一些彩色的纸，或贴几个小脚印的地标，让宝宝沿着它们的方向迈步，当他将注意力放在脚印或者彩纸上时，他就会忽略身体的平衡发生改变这件事。不要表现得过于担心，因为宝宝能捕捉到你的表情中流露出的担心，他会因此而感到不安。在确保安全的情况下，要学会适度放手，让宝宝自己去尝试，去体验。

　　洗澡时也可以让宝宝踩踩水、跺跺脚，这些都是练习踏步的好方法。

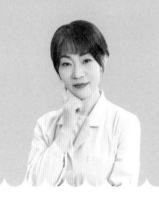

育儿课堂

宝宝不说话是得孤独症了吗

现在，人们对孤独症的关注度越来越高，有的家长发现宝宝到了一定的月龄还不会开口说话，就开始担心他是不是患有孤独症。面对这类问题，我们应该如何应对呢？

孤独症倾向的表现

孤独症又称自闭症、孤独性障碍，是广泛性发育障碍的代表性疾病，其病因复杂，与遗传因素、环境因素密切相关，宝宝是否患有孤独症，不能由会不会说话一种表现来判断，必须由专业医生诊断才能确定。发现宝宝有以下孤独症倾向的表现，家长应当尽早重视起来。

1. 宝宝回避家长的目光，不愿与人注视。

2. 宝宝到了4月龄不会回应家长的互动，到了5~6月龄仍然不能被逗笑。

3. 稍大一点的宝宝兴趣狭窄，会刻板重复某些行为，多沉溺于自己的小世界。

4. 语言发育迟缓。

通过互动纠正宝宝行为

发现宝宝有上述表现，家长可以通过增加与宝宝互动来纠正，如多给宝宝一些语言刺激，可以把给宝宝做的每件事都碎碎念给他听；跟宝宝玩时多用夸张的表情逗宝宝，吸引他的注意力；多和宝宝做一些适合他月龄的游戏，不要让宝宝封闭在自己的小世界里；营造和谐、温馨的家庭氛围，这也会对宝宝的状态产生积极影响。

如果以上做法仍然不能改善宝宝的情况，家长需要尽早带宝宝就医，及时治疗。

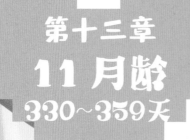

第十三章
11 月龄
330~359天

宝宝快周岁啦！开始对迈步和扶物站立表现出浓厚的兴趣了。☺

11 月龄宝宝成长指标

性别	体重（千克）	身长（厘米）	头围（厘米）
男宝宝	7.04~13.68	67.5~83.6	44.8~47.4
女宝宝	6.71~12.85	66.1~82.0	43.6~46.2

看视频学测评

能力指标

11月龄的宝宝在生理和心智上都发生了喜人的变化。宝宝对迈步和扶物站立表现出浓厚的兴趣，会反复尝试并且乐此不疲。家长可以多跟宝宝做一些互动游戏，从而提升宝宝肌肉的力量，为以后的行走做准备。这个时期的宝宝表现出了明显的好恶，看到爸爸妈妈会高兴地拍手，看到自己不喜欢的人，比如医生，可能会联想到打针，就会哇哇大哭。

11月龄宝宝能力测评指标：共计8项，每项满分2分，总计满分16分

能力		测评指标	分值
精细动作能力	1	拿小食丸（三）：宝宝坐着的时候，让宝宝去拿小食丸，看他如何拿起来	2
	2	放小食丸：宝宝坐着时，将一颗小食丸和一个杯子放在宝宝面前，看宝宝能否将小食丸放进杯子	2
	3	拿积木（二）：宝宝坐着时，将积木放在宝宝面前，看宝宝如何将积木拿起来	2
	4	放积木：宝宝坐着时，将七块积木和一个瓶子放在宝宝面前，看宝宝能将几块积木放进瓶子	2
	5	脱袜子：宝宝坐着时，观察宝宝能否自己脱袜子	2
大运动能力	6	独站：宝宝扶着桌子站立时，在不远处喊宝宝，看宝宝能否松开双手独自站立	2
	7	站立：在没有东西可扶的情况下，观察宝宝独自站立的时间	2
	8	踏步：宝宝站立时，握住宝宝的一只手，看他能不能踏步	2

11月龄宝宝发育家庭测评方法

11月龄的宝宝手指越来越灵活，能做更多的精细动作；他的身体平衡能力显著提升，肌肉变得更有力量，他扶着东西能够站立，有时候还能扶着东西走几步，松开手的话，他也可以保持短暂的身体平衡。

精细动作能力

1. 拿小食丸（三）

【测评内容】宝宝坐着的时候，让宝宝去拿小食丸，看他如何拿起来

【测评环境】简洁的环境，避免干扰　　【测评工具】泡芙等适合宝宝吃的小食丸

【测评方法】

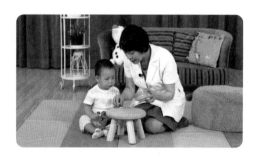 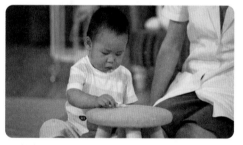

第1步：让宝宝坐在桌子前，家长坐在宝宝旁边，将两颗小食丸放在桌子上宝宝刚好能够到的位置。

第2步：对宝宝说："宝宝，把它们都拿起来。"同时观察宝宝拿起的情况。

优秀	良好	较弱
宝宝抬起手腕和手臂离开桌面，用拇指和食指的指腹捏起一或两颗小食丸，可得满分2分。	宝宝手腕和手臂没有离开桌面，用拇指和食指的指腹捏起一或两颗小食丸，可得1分。	宝宝没有用拇指和食指的指腹捏起小食丸，得0分。

2.放小食丸

【测评内容】宝宝坐着时,将一颗小食丸和一个杯子放在宝宝面前,看宝宝能否将小食丸放进杯子

【测评环境】简洁的环境,避免干扰

【测评工具】泡芙等适合宝宝吃的小食丸、杯子

【测评方法】

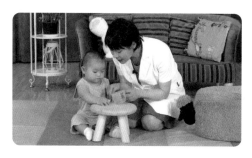

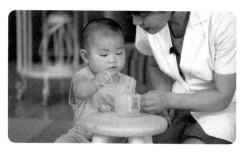

第1步:让宝宝坐在桌子前,在桌子上放一颗小食丸和一个杯子。

第2步:对宝宝说:"宝宝,把小食丸放进杯子。"观察宝宝的反应。

优秀	良好	
宝宝用拇指和食指捏起小食丸,放进杯子,可得满分2分。	宝宝用拇指和食指捏起小食丸后,将手伸向杯子但没有放进去,可得1分。	宝宝拿起小食丸后吃掉,得0分。

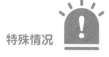

这项测试确实有一定难度,因为很多宝宝看到小食丸,拿起来直接就放进嘴里。我们可以用其他小一点的物品代替小食丸。此外,最好使用透明的浅口杯。等宝宝学会松手后再将物品换成小食丸。当宝宝将小食丸放进杯子后,我们可以再让宝宝把小食丸倒出来吃掉。在这个过程中,宝宝将学会控制环境中的物体,有目标地活动。

3. 拿积木（二）

【测评内容】宝宝坐着时，将积木放在宝宝面前，看宝宝如何将积木拿起来

【测评环境】简洁的环境，避免干扰　　　　【测评工具】积木

【测评方法】

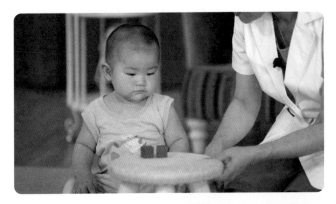

第1步：让宝宝坐在桌子前，家长坐在宝宝旁边，将一块积木放在桌子上宝宝伸手能够到的位置。

第2步：对宝宝说："宝宝，来拿积木。"同时观察宝宝如何拿起积木。

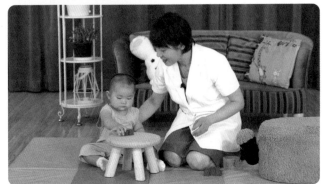

优秀	良好	较弱
宝宝从积木的上方伸手拿，将拇指、食指和中指相对，拿起积木后，积木和手掌之间有明显的空隙，可得满分2分。	宝宝从积木的侧方伸手，未接触到桌面，并且使用拇指、食指和中指指腹拿，可得1分。	宝宝整个手握拳去拿积木，得0分。

4. 放积木

【测评内容】宝宝坐着时，将七块积木和一个杯子放在宝宝面前，看宝宝能将几块积木放进杯子

【测评环境】简洁的环境，避免干扰　　　　　　【测评工具】积木、杯子

【测评方法】

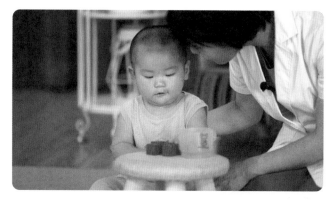

第1步：让宝宝坐在桌子前，在桌子上放七块积木和一个杯子。

第2步：对宝宝说："宝宝，把这些积木都放进杯子里。"观察宝宝的反应。

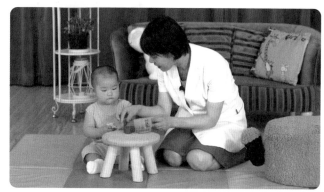

优秀	良好	
宝宝能将3~7块积木放进杯子，可得满分2分。	宝宝能将一或两块积木放进杯子，可得1分。	宝宝没有将积木放进杯子，得0分。

说明：此项测评12月龄的宝宝仍需要继续做，后文不再赘述。

5. 脱袜子

【测评内容】宝宝坐着时，观察宝宝能否自己脱袜子

【测评环境】简洁环境，避免干扰　　　　　【测评工具】无

【测评方法】

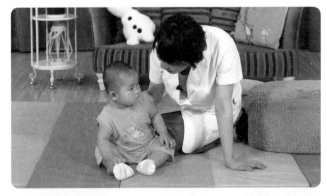

第1步：让宝宝坐在地垫或床上，脱掉宝宝的鞋子，让宝宝穿着袜子。

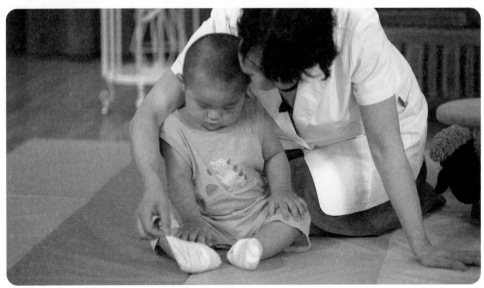

第2步：对宝宝说："宝宝，把你的袜子脱下来。" 观察宝宝的反应。

优秀	良好	较弱
宝宝能脱掉两只袜子，可得满分2分。	宝宝能脱掉一只袜子，可得1分。	宝宝尝试脱袜子但没有脱掉，或者只是摸了摸袜子，得0分。

6. 独站

【测评内容】宝宝扶站，在不远处喊宝宝，看宝宝能否松开双手独自站立

【测评环境】简洁的环境，平坦的地垫，避免干扰，保障安全　　　　【测评工具】无

【测评方法】

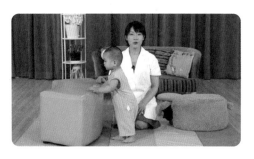 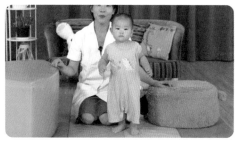

第1步：宝宝扶站，家长站在距宝宝1.2　　第2步：对宝宝说："宝宝过来。" 观察
米远的位置。　　　　　　　　　　　　　宝宝的运动和平衡状况。

优秀	良好	
宝宝不扶不靠，可以独自站立并维持平衡至少5秒，可得满分2分。	宝宝不扶不靠，可以独自站立并维持平衡2~4秒，可得1分。	宝宝扶站，可得0分。

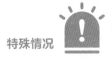

特殊情况

如果宝宝调节身体平衡的能力不是特别好，身体左摇右晃会让他觉得很不安全，因此他就不敢独自站立了。

7. 站立

【测评内容】在没有东西可扶的情况下，观察宝宝独自站立的时间

【测评环境】空旷的环境，避免干扰，保障安全

【测评工具】无

【测评方法】

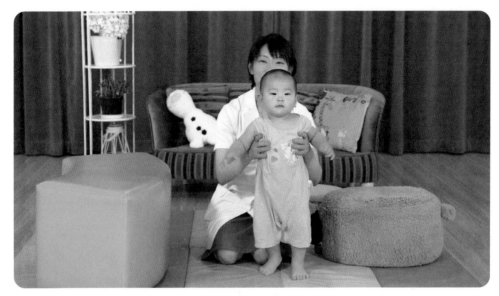

将宝宝放在周围没有可扶物的环境中，先用双手扶住宝宝，待宝宝站稳后，松开双手，观察宝宝保持平衡的时间。

优秀	良好	较弱
宝宝在不稳或摔倒之前能保持站立平衡 3 秒，可得满分 2 分。	宝宝在不稳或摔倒之前能保持站立平衡 1~2 秒，可得 1 分。	家长一松手宝宝直接摔倒或不稳，得 0 分。

特殊情况

如果宝宝的躯干力量不足或下肢肌肉力量偏弱，宝宝就容易因为失去平衡而摔倒，这时候应该加强有关躯干平衡能力的练习以及下肢肌肉力量的练习。

8. 踏步

【测评内容】宝宝站立时，握住宝宝的一只手，看他能不能踏步

【测评环境】简洁的环境，避免干扰，保障安全

【测评工具】无

【测评方法】

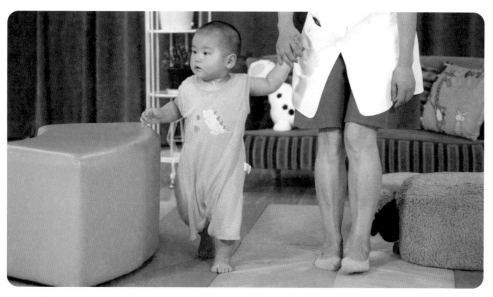

宝宝站立时，家长握住宝宝的一只手，对宝宝说："宝宝，我们一起走。"同时观察宝宝踏步的情况。

优秀	良好	
宝宝能原地踏步或者向前迈4步，可得满分2分。	宝宝能原地踏步或者向前迈两三步，可得1分。	宝宝没有踏步或迈步的动作，得0分。

PART 2

典型发育滞后问题 & 家庭训练方案

11月龄的宝宝会有以下比较常见的发育滞后的情况，家长可以按照书中讲解的内容在家中加强对宝宝的发育训练，必要时尽早带宝宝到专业机构进行检查，以听取医生的建议。

家庭训练方案1：宝宝手指不灵活怎么办

11月龄的宝宝仍然不会用拇指和食指的指腹捏起小食丸，或仍然用整个手掌抓积木。

【专家分析原因】

宝宝这方面表现较弱，说明他的手指灵活度、手腕控制能力还有待提高。

【家庭训练方案】

要锻炼宝宝手指的灵活度，我们平时可以鼓励他去拿小食丸或者积木，练习时要让他看清家长手指的动作；要练习将手臂和手腕抬离桌面，我们可以让宝宝坐在地垫上，在他面前放个小盘子，让他把小食丸放在盘子里，这样一来，宝宝就会从上面去拿，然后再放进嘴里吃掉。此外，让宝宝练习从木钉板上把木钉拔下来再插回去，也能达到相同的效果。还可以找一个大盒子或其他容器，在里面放一两颗小食丸。由于盒子有边，所以宝宝去拿小食丸的时候，需要把手、手腕和手臂都抬起来。

+ill

宝宝进步啦！

通过反复地练习，宝宝很快就能达到熟练的程度。

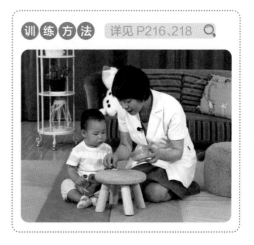

训练方法　详见 P216、218

家庭训练方案 2：怎样培养宝宝做事的顺序性

在玩放积木的游戏时，宝宝没有将积木放进杯子里。

【专家分析原因】

将积木放进杯子里，实际上考察的是宝宝做事情的顺序性，宝宝不理解做事要有次序，这方面的表现就不是特别好。这项技能应该尽早培养。

【家庭训练方案】

日常生活中，我们可以让宝宝把玩具放进盒子里，或者将玩具放进玩具柜。我们可以拿一个稍微大一点的容器，和宝宝一起来做收纳东西的游戏。当宝宝将一个玩具放进收纳盒里时，我们要表扬宝宝。收纳游戏可以从收纳一块积木或者其他玩具开始。当宝宝将物品放进收纳盒以后，我们再将它拿出来，让宝宝重复刚才的动作。等宝宝熟练了之后，我们再逐渐增加物品的数量。除了玩具，也可以让宝宝放袜子、手绢等生活用品，让宝宝学会整理东西，养成整洁有序的生活习惯。

训练方法　详见 P219

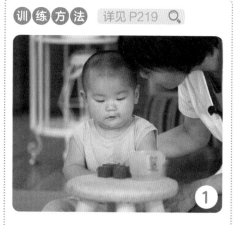

①

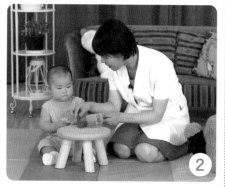

②

+训

宝宝进步啦！

宝宝通常都很乐于参与其中，因为他能从中获得成就感。等宝宝长大一点，他就能亲自动手整理自己的东西了。

家庭训练方案3：家长不要照顾得太精细

做脱袜子的测评时，宝宝不能顺利把袜子脱下来。

【专家分析原因】

出现这种情况，通常是因为家长平时把宝宝照顾得太好了，宝宝生活自理能力相对较弱，因此这方面表现较弱。

【家庭训练方案】

如果宝宝没有脱袜子的意识，我们可以先给宝宝穿一双比较宽松、很容易脱下来的袜子，这样宝宝轻轻一拉，袜子就掉下来了。我们也可以先帮宝宝把袜子的脚后跟部分脱掉，然后让宝宝拉住袜子的前头，轻松地将袜子脱下来，这样宝宝就知道怎么操作了。等宝宝熟练之后，再逐渐增加难度，直到他能顺利地自己脱袜子。练习过程中，同样要及时地鼓励和表扬宝宝。

训 练 方 法　详见P220

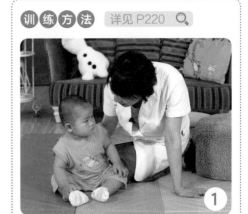

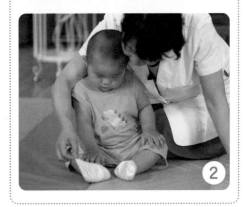

+训

宝宝进步啦！

宝宝学会了脱袜子，以后学习穿脱衣服就容易一些。再大一些，宝宝就能顺利地采摘果实，或者从一摞衣服里面抽出一件衣服。很多能力的培养，都是从宝宝很小的时候就开始的。

家庭训练方案 4：鼓励宝宝迈出第一步

做踏步练习时，宝宝没有踏步或迈步的动作。

【专家分析原因】

　　出现这种情况，通常是由于宝宝内心对迈步充满恐惧。

【家庭训练方案】

　　在练习时，确保周围的环境是安全的，有助于消除宝宝的恐惧心理。家长可以在沙发旁，牵着宝宝的手往前走，如果宝宝觉得要摔倒，他的一只手可以随时扶住沙发。

　　宝宝能扶着东西很快站起来，说明他的平衡能力比较好了。这时，我们就可以让宝宝尝试踏步或者向前迈步了。练习时，家长可以先用双手牵着宝宝向前走，如果进展比较顺利，可以松开一只手，单手牵着宝宝踏步或者向前走。如果宝宝依然能够很顺利地完成，家长可以让宝宝用手牵着自己的手，再进一步练习。

训练方法 详见 P223 🔍

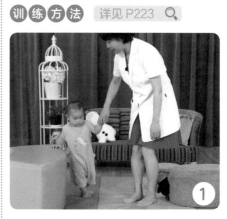

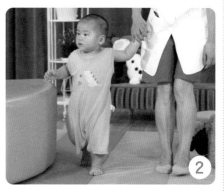

+训

宝宝进步啦！

勇敢地迈出第一步，对宝宝今后学走路至关重要。通过不断地练习，宝宝能走得越来越好、越来越稳。

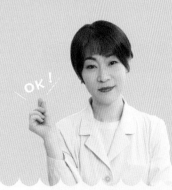

PART3

朝虹老师教你怎么养孩子

为啥你的宝宝测评指标弱

【缺乏高质量的陪伴】

有些家长不喜欢或不知道怎么陪伴孩子，对于孩子的需求不予理会或敷衍了事，其实，宝宝生活在一个温馨的环境当中，与家长保持良好的互动才是他的幸福所在。

陪伴孩子时，应将语言、肢体动作、眼神都集中在宝宝身上，当你面带笑容地与宝宝对视时，宝宝就能感知到你是爱他的。家长多与宝宝一起做游戏，有利于他树立自尊心、自信心。

【体重过重】

对于抚养宝宝，有的家长重视饮食而忽视运动，或者片面地认为鱼、肉等荤食有营养，而忽略了蔬菜、水果、豆制品等素食的摄入，导致宝宝饮食结构不均衡。另外较少的自主运动和大量甜食的摄入也会增加宝宝肥胖的可能。过度的肥胖会增加宝宝骨骼的负担，难以完成独站等动作。

另外，宝宝摄入过多零食，天然食品吃得较少，也会导致营养不良，进而影响体能的发育。

【锻炼过少】

有的家长总是担心宝宝冷，给宝宝穿过多的衣服，极大地限制了宝宝的活动。其实宝宝穿衣服与成人一样，甚至比成人少穿一件即可。松紧适度、有弹力、透气性好的衣服更方便宝宝运动。

家长不要总是将宝宝放在床上或婴儿车里，可以将他放在干净的地板上，方便宝宝多进行爬、扶站、独站等活动。

自然养育的方法

【语言刺激】

11月龄的宝宝，会有意识地叫爸爸、妈妈、奶奶等，会通过手势表示需要，能听懂很多话，能完成指令任务，会自言自语地说话，这往往是宝宝在学习家长的说话模式，把储备的语调、说话方式用他发明的词、短语、句子或者手势表达出来，做自娱自乐的游戏。宝宝沉浸其中时，暂时不要打断他，只需要在旁边面带笑容地关注即可，慢慢找和他说话的机会，再教他说正确的词语。

【扶站的练习】

练习扶站时，可以让宝宝靠在沙发边或小凳子旁边坐下，宝宝一只手搭着沙发，另外一只手辅助转身，他就可以双手扶着沙发站起来了，宝宝此时就会比较有成就感。

家长可以在沙发上放上玩具，宝宝伸手去拿的时候，就变成了一只手在支撑，这时，家长可以鼓励宝宝用双手去拿这个玩具玩，宝宝在玩的过程中逐渐由靠着沙发到脱离沙发，不知不觉地实现了站立。

宝宝刚开始完全自己站立可能会觉得累，维持不了太长的时间，家长可以伸出双手，接一下宝宝，鼓励宝宝的进步。

【扶走的练习】

可以让宝宝扶着一把椅子站起来，当他迈出第一步的时候，觉得挺好玩；但他迈第二步的时候，可能那把椅子就没有扶的地方了。这时宝宝可能会感到害怕，家长要鼓励他一下，可以在旁边说："宝宝来，找妈妈。宝宝来，找爸爸。"这个时候宝宝可能就会张开双臂，向家长走过去了。

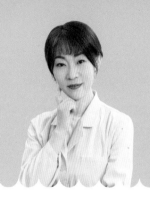

育儿课堂

什么时候再次怀孕最合适

我们在日常聊天时，经常会聊到这样的话题：你准备生二孩吗？打算什么时候再怀孕呢？很多家长都希望可以给宝宝生个弟弟或妹妹，让他们陪伴着彼此长大，随着二孩、三孩政策的不断开放，越来越多的家庭也开始认真考虑这个问题。那么，什么时候才是再次怀孕的最佳时机呢？

从妈妈的角度考虑

怀孕、分娩会消耗女性朋友的大量精力，所以，是否再次怀孕、什么时候再次怀孕，首先要从妈妈的心理、生理角度考虑。一般产后1~1.5年，妈妈身体完全恢复之后，可以考虑再次怀孕；剖宫产的妈妈和体质较差、患有某些疾病的妈妈则需要更长的时间来恢复。再次怀孕之前一定要到专业医师处咨询，确定身体无恙且妈妈的确愿意后，开始再次备孕、怀孕。

是否再次怀孕应当是家庭成员之间共同的事情，无论是长辈还是丈夫，都应该与孩子的妈妈心平气和地商量，体谅她的心理、身体状况，并尊重她的决定。

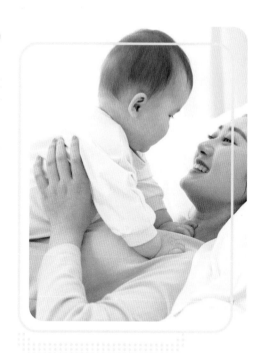

从宝宝的角度考虑

从宝宝的角度考虑，我一般建议在宝宝3岁的时候，考虑再次怀孕。为什么这么说呢？我们具体来看一下。

一般情况下，宝宝从3岁开始就要上幼儿园了，这是宝宝融入社会的第一步，在此之前，他需要家庭这个学校。家长是宝宝的第一任老师，家长良好的陪伴对宝宝来说十分重要，宝宝的精细动作、大运动练习需要家长陪伴完成，一些好的行为习惯、与人相处的能力，都需要通过与家长的互动来培养。照顾宝宝需要消耗家长很多的精力，在宝宝3岁前给他添个弟弟或妹妹，家长的精力就会被分散，无法更好地满足大宝宝的需求。

有的妈妈怀孕期间妊娠反应比较严重，身体和心理上的不适可能会让她在既要顾及自己身体又要照顾大宝宝时缺乏耐心，这会让大宝宝感到困惑："妈妈是不是不喜欢我了？"

因此，在宝宝3岁上幼儿园后再次怀孕，白天妈妈可以更好地照顾自己，晚上大宝宝回家后，让他跟妈妈一起给胎宝宝讲故事、听音乐，不但有新鲜感，对培养大宝宝的责任心也有好处。

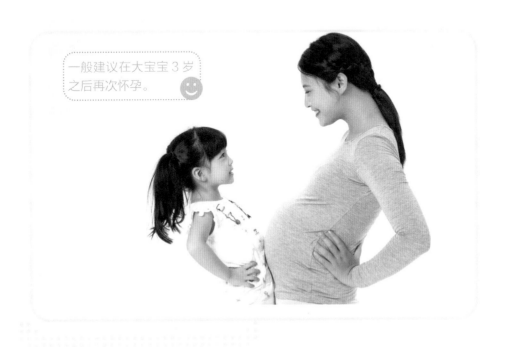

一般建议在大宝宝3岁之后再次怀孕。

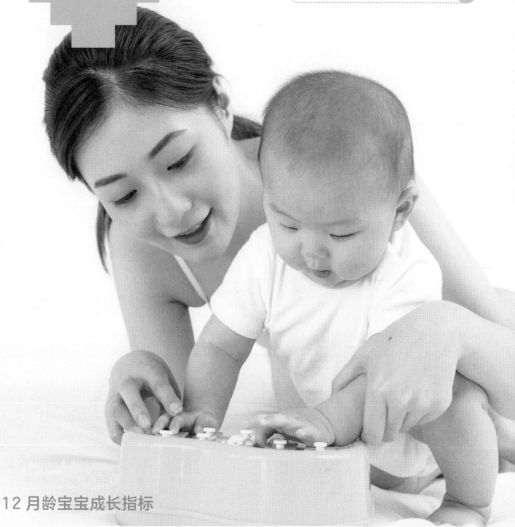

第十四章
12 月龄
360~389天

部分 12 月龄的宝宝已经学会了独立行走，家长需要辅助宝宝做行走的练习了。☺

12 月龄宝宝成长指标

性别	体重（千克）	身长（厘米）	头围（厘米）
男宝宝	7.21~14.00	68.6~85.0	45.1~47.7
女宝宝	6.87~13.15	67.2~83.4	43.9~46.5

看视频学测评

能力指标

部分12月龄的宝宝已经学会了独立行走，活动范围大大增加，探索的能力也大大提高。有的宝宝走得还不够好，但对行走表现出了极大的兴趣。此时，家长要辅助宝宝做行走的练习。要确保宝宝的身体平衡能力、站立能力以及蹲坐起能力都已经达到了行走的要求，再开始行走练习。宝宝的智力也有了喜人的提升。他不仅对长期陪伴的人表现出了强烈的情感依赖，能听懂很多话，而且还形成了自己独特的行为特征。如果家长发现了宝宝有一些"坏"习惯，也不要立刻强行制止，在保证安全的前提下给宝宝一些自由的空间。要多观察，宝宝可能只是觉得好玩，并不懂好坏之分。

12月龄宝宝能力测评指标：共计12项，每项满分2分，总计满分24分

能力		测评指标	分值
精细动作能力	1	单手拿两块积木：宝宝坐着时，将积木放在宝宝面前，看宝宝能否单手拿起两块积木	2
	2	翻书：宝宝坐着时，引导宝宝把书打开，观察他的动作	2
	3	搅动小勺：宝宝坐着时，家长教宝宝搅动小勺，观察他的动作	2
	4	倒出小食丸：宝宝坐位，看宝宝能否把瓶子里的小食丸倒出来	2
	5	放木钉：宝宝坐着时，让他玩木钉板，观察他能否把木钉放进木钉板中	2
	6	放积木：宝宝坐着时，将七块积木和一个杯子放在他面前，看他能将几块积木放进杯子	2
	7	用小勺敲杯子：宝宝坐着时，家长教宝宝用勺子敲杯子，观察他的动作	2
	8	插形状块：宝宝坐位，看宝宝是否能把形状块放进对应的洞里	2
大运动能力	9	站起：让宝宝模仿家长双腿交叉坐在地上，看宝宝能否站起来	2
	10	牵手走：让宝宝握住家长的手指，看宝宝能走多远	2
	11	独走：用玩具吸引宝宝，看宝宝能走几步	2
	12	接球：让宝宝坐着，把球滚向宝宝，看宝宝接球时能否保持平衡	2

12月龄宝宝发育家庭测评方法

独立行走是宝宝发育的一个重要里程碑，是转移的一个基本形式。独立行走后，宝宝更有主动性，活动范围大大扩展，对周围环境的探索能力大大增强。

精细动作能力

1. 单手拿两块积木

【测评内容】宝宝坐着时，将积木放在宝宝面前，看宝宝能否单手拿起两块积木

【测评环境】简洁环境，避免干扰　　　【测评工具】积木

【测评方法】

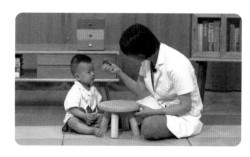 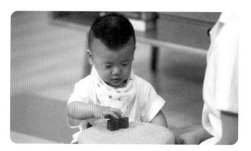

第1步：让宝宝坐在桌子前，家长坐在宝宝对面，将两块积木并排放在桌上。

第2步：家长示范用一只手拿起两块积木，然后再将积木放回原位，对宝宝说："宝宝，像妈妈（爸爸）一样拿起两块积木。"同时观察宝宝拿起积木的情况。

优秀	良好	较弱
宝宝用一只手拿起了两块积木，并且能够握持3秒，可得满分2分。	宝宝用一只手拿起了两块积木，但握持不足3秒，可得1分。	宝宝只拿起了一块积木，得0分。

2. 翻书

【测评内容】宝宝坐着时，引导宝宝把书打开

【测评环境】简洁的环境，避免干扰　　　　【测评工具】厚纸书

【测评方法】

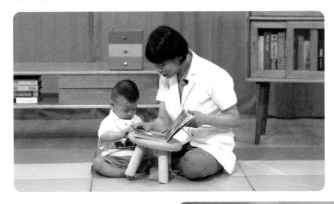

第1步：让宝宝坐在桌子前，将一本厚纸书放在桌上。

第2步：对宝宝说："宝宝，打开书。"观察宝宝的反应。

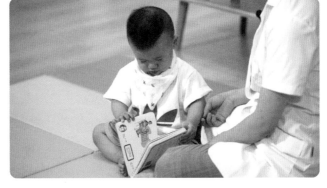

优秀	良好	
宝宝打开书，可得满分2分。	宝宝尝试打开书，可得1分。	宝宝没有尝试翻书的动作，只是拍打，得0分。

💬 朝虹老师答疑 ....

Q: 做这项测评时可以用布书吗？

A: 有些家长会使用布书让宝宝翻，可以作为打开合上的动作练习，但布书是有声音的，而且颜色比较艳丽。宝宝将它拿在手里的时候，会把它当作玩具一样玩，而不是真正意义上的打开书。所以在练习翻书的过程中，应该使用真正的书。要找一本比较厚的书，不要用特别薄的书，这项练习可以开启宝宝快乐阅读第一步。

3. 搅动小勺

【测评内容】宝宝坐着时，家长教宝宝搅动小勺

【测评环境】简洁的环境，避免干扰

【测评工具】小勺、杯子

【测评方法】

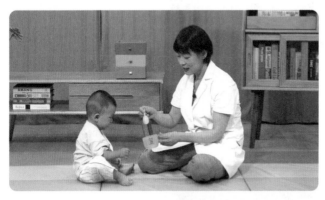

第1步：让宝宝坐在地垫上，把一个杯子和一把小勺放在他面前。

第2步：家长给宝宝示范拿着勺子在杯子里搅动的动作，并对宝宝说："宝宝，你拿着勺子搅一搅。"观察宝宝如何搅动小勺。

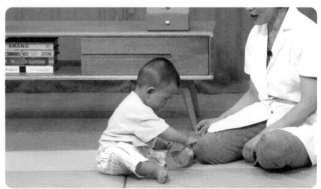

优秀	良好	较差
宝宝在杯中搅动小勺，可得满分2分。	宝宝将小勺放进杯子里，或拿着小勺在杯子中上下移动，可得1分。	宝宝只是握住小勺，得0分。

4. 倒出小食丸

【测评内容】宝宝坐位，看宝宝能否把瓶子里的小食丸倒出来

【测评环境】简洁的环境，避免干扰

【测评工具】泡芙等适合宝宝吃的小食丸、瓶子

【测评方法】

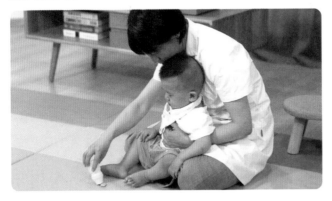

第1步：让宝宝坐在地垫上，将一个装有小食丸且不带盖的瓶子放在他面前。

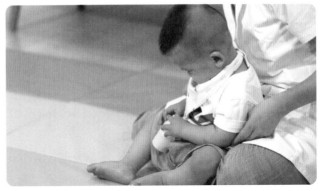

第2步：对宝宝说："宝宝，把小食丸倒出来。"观察宝宝的反应。

优秀	良好	欠佳
宝宝能把瓶子翻转过来，倒出小食丸，可得满分2分。	宝宝尝试倒出小食丸，可得1分。	宝宝只是手握着瓶子，没有其他动作，得0分。

💬 **朝虹老师答疑** ··

Q：这项测评的意义在哪里呢？

A：这是个考察手眼协调能力的练习。让宝宝看着家长把小食丸放进去、倒出来的动作，然后让宝宝自己来倒，倒出来之后再把小食丸吃掉，让宝宝重复做这个动作。这个动作还是比较容易掌握的，所以我们要有耐心，不能比宝宝还要着急。

5. 放木钉

【测评内容】宝宝坐着时，让他玩木钉板，观察他能否把木钉放进木钉板中

【测评环境】简洁的环境，避免干扰　　　【测评工具】木钉板

【测评方法】

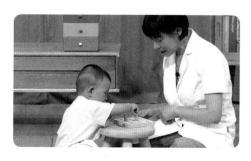 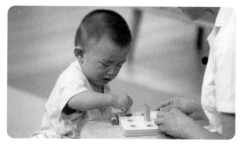

第1步：让宝宝坐在桌子前，将木钉板和三根木钉放在桌子上。

第2步：对宝宝说："宝宝，把木钉放进板子里。"观察宝宝的反应。

优秀	良好	较弱
宝宝能将三根木钉都放进木钉板里，可得满分2分。	宝宝能将一或两根木钉放进木钉板里，可得1分。	宝宝只是拿起了木钉，但没有放进去，得0分。

朝虹老师答疑

Q：这项测评考察宝宝的什么能力？

A：这项测评仍然考察宝宝的手眼协调能力，手眼协调且手指灵活，才能拿住木钉并放在木钉板的孔里。同类的练习，还可以让宝宝在刷牙时把牙刷放进漱口杯里，在画画时把笔帽盖在笔上。

6. 放积木（详见 P219）

7. 用小勺敲杯子

【测评内容】宝宝坐着时，家长教宝宝用小勺敲杯子

【测评环境】简洁的环境，避免干扰　　　　【测评工具】小勺、杯子

【测评方法】

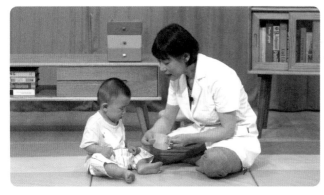

第 1 步：让宝宝坐在地垫上，将一个杯子和一把小勺放在他面前。

第 2 步：家长示范用小勺水平运动敲杯子，然后把勺子放在宝宝面前，对宝宝说："宝宝，你来敲。"观察宝宝的反应。

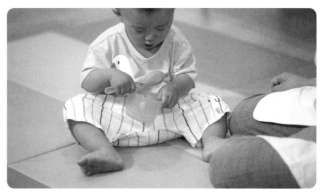

优秀	良好	
宝宝水平运动敲击杯子，可得满分 2 分。	宝宝垂直运动敲击杯子，可得 1 分。	宝宝只是拿起小勺，但没有敲，得 0 分。

💬 **朝虹老师答疑** ···

Q: 这项测评的意义在哪里？

A: 将勺子从水平方向运动，反映的是手眼协调、对中位线和侧向运动的能力。宝宝长大后，在打球、击鼓等活动中，都需要运用这种水平方向的运动能力。12 月龄的宝宝对手的控制能力已经比较好了，所以这个动作很容易做到。

8. 插形状块

【测评内容】宝宝坐位，看宝宝能不能把形状块放进对应的洞里

【测评环境】简洁的环境，避免干扰　　　　【测评工具】形状块

【测评方法】

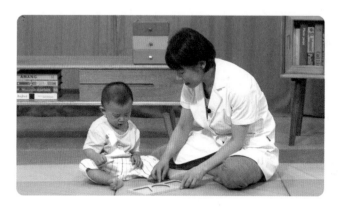

第1步：让宝宝坐在地垫上，把形状块放在宝宝和形状板之间。

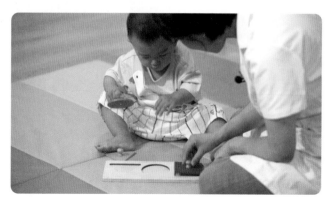

第2步：家长先示范将形状块放进对应的洞里，然后对宝宝说："宝宝，把这几个形状都放进去。"观察宝宝的反应。

优秀	良好	较弱
宝宝能将一个形状块放进对应的洞里，可得满分2分。	宝宝能将一个形状块部分放进对应的洞里，可得1分。	宝宝拿起一个形状块，随意放在了板子上，得0分。

9.站起

【测评内容】让宝宝模仿家长双腿交叉坐在地上,看宝宝能否站起来

【测评环境】简洁的环境,平坦的地垫,避免干扰,保障安全　　　【测评工具】无

【测评方法】

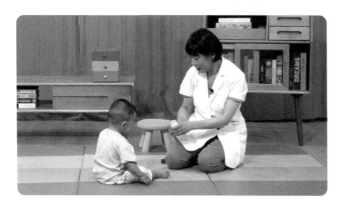

第1步:家长给宝宝示范:双腿交叉,把手放在两髋旁边的地面上,双手要向下推,重心转移到脚上,然后站起来。

第2步:让宝宝模仿,可以对宝宝说:"宝宝,像妈妈一样站起来。"观察宝宝的反应。

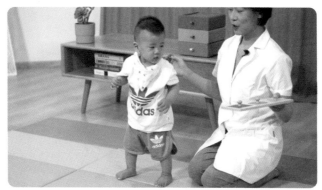

优秀	良好		特殊情况 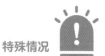
宝宝能直接站起来,转身不超过20度,可得满分2分。	宝宝能直接站起来,转身为21~90度,可得1分。	宝宝转身大于90度,没能站起来,得0分。	如果宝宝的手臂支撑能力不足,缺乏信心,掌握不好起来的方法就不能自己站起来。

10. 牵手走

【测评内容】让宝宝握住家长的手指，看宝宝能走多远

【测评环境】平坦坚实的平面，避免干扰，保障安全

【测评工具】无

【测评方法】

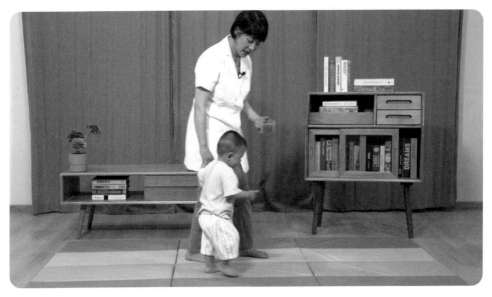

让宝宝站在家长身边，握住家长的一根手指，或家长握住宝宝一只手，然后对宝宝说："宝宝，我们一起走。"

优秀	良好	较弱
宝宝双腿交替迈步走2~3米，可得满分2分。	宝宝双腿交替迈步走1.5~2米，可得1分。	宝宝行走的距离不足1.2米，得0分。

11. 独走

【测评内容】用玩具吸引宝宝,看宝宝能走几步

【测评环境】平坦硬实的平面,避免干扰,保障安全

【测评工具】无

【测评方法】

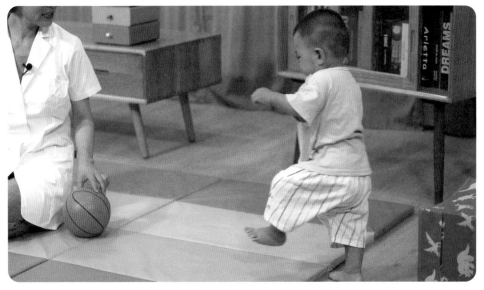

当宝宝站立时,家长在宝宝前方约 60 厘米处用玩具吸引宝宝,对宝宝说:"宝宝,来拿玩具。"同时观察宝宝能走几步。

优秀	良好	
宝宝独自向前走 5 步,可得满分 2 分。	宝宝独自向前走 1~4 步,可得 1 分。	宝宝站着没动或坐下,得 0 分。

12. 接球

【测评内容】宝宝坐着的时候，把球滚向宝宝，看宝宝接球时能否保持平衡

【测评环境】简洁的环境，平坦硬实的表面，避免干扰

【测评工具】球

【测评方法】

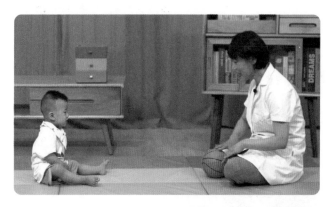

第1步：让宝宝双腿分开坐在地垫上，家长与宝宝面对面，坐在距离宝宝约1米远的位置，把球滚向宝宝。

第2步：对宝宝说："宝宝，接球。"同时观察宝宝接球时能否保持平衡。

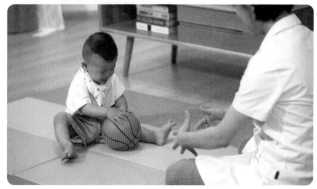

优秀	良好	较弱
宝宝用手或手臂捂住了球，且没有失去平衡，可得满分2分。	宝宝用手或手臂捂住了球，但失去平衡，可得1分。	宝宝没有接住球，得0分。

家庭训练方案 1：怎样培养宝宝的观察能力

在做单手拿起两块积木的练习时，宝宝的表现较弱。

【专家分析原因】

有的宝宝握持一块积木的时间都比较短，还有的宝宝会直接把积木扒拉到一边，或者拿起来直接扔掉，那么他拿两块积木的能力也会更弱。

【家庭训练方案】

这项练习实际上培养的是宝宝的观察能力，目的是让宝宝逐渐意识到，自己一次能够拿多少东西，拿什么样的东西，如何拿起来。一定要让宝宝从拿一块积木开始练习，保证能握持

至少5秒。在与宝宝互动时，家长要给宝宝做示范，并且一定要把两块积木并排放在一起，明确地对宝宝说："宝宝，像我这样试着拿两块。"只要宝宝尝试拿起两块积木，或能拿起但握持时间不足3秒，我们都要表扬宝宝。家长要放平心态，把这项练习当成是游戏，而不是任务。

宝宝进步啦！

通过重复练习，宝宝逐渐可以单手拿起两块积木，并且握持时间越来越长了。在此基础上，我们还可以让宝宝学习收纳整理东西，比如让他把积木放进收纳箱等。

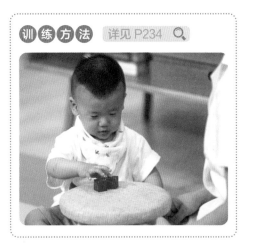

训练方法 详见 P234

家庭训练方案 2：认识搅动小勺动作的重要性

在做搅动小勺练习时，宝宝只是握住小勺，不去自己搅动。

【专家分析原因】

通常，宝宝这个动作做不好是因为他的手腕控制、手眼协调能力较弱。

【家庭训练方案】

其实，把积木放进杯子再拿出来也是一个类似的活动。我们要在此基础上，逐渐提升宝宝的能力。我们可以在喝酸奶的时候拿一把小勺或一根吸管，在酸奶杯中搅拌，让宝宝观察搅拌的操作。或者让宝宝握着小勺或吸管，我们握住宝宝的手来搅拌。家长也可以自己搅拌酸奶、吃掉，让宝宝看自己的动作。在生活当中，随时随地都可以给宝宝示范搅拌的技能，让宝宝动手去操作。

宝宝在搅拌的过程中，如果不小心把酸奶洒出来了，那也不要紧，不要制止宝宝，要让他多实践，享受动手的乐趣。我们要让他学会把小勺放进杯子里，然后通过控制手腕，用小勺把酸奶盛出来，放进嘴里。

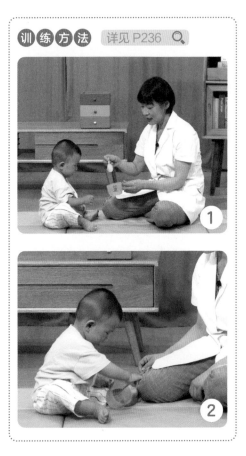

训练方法 详见 P236

① ②

+训

宝宝进步啦！

掌握这个技能，实际上是为宝宝将来自己吃饭做准备。这也是在培养宝宝的生活自理能力，是非常必需的能力。

家庭训练方案3：怎样提高宝宝的匹配能力

做插形状块练习时，宝宝只是随意将形状块放到板子上。

【专家分析原因】

这是一项考验手眼协调、观察、形状匹配能力和秩序感的测试。宝宝不能将形状块放入正确的洞，通常是由于他不会正确辨别形状，无法正确归类。

【家庭训练方案】

在做这个练习时，我们应该让宝宝先学会观察，所以我们第一次可以只给宝宝一个形状块(比如圆形)，让宝宝将它放在圆形的洞中，然后把它拿出来放在圆形洞旁边，再放进去。重复一下这个动作。要让宝宝知道这个形状的名字，当宝宝把它放进去的时候，我们要鼓励一下宝宝。慢慢地，我们可以增加形状块的数量，让他认识三角形、方形等。类似的练习还包括将书放在书架上的指定位置、将玩具放到指定的箱子里、将玩具放到正确的位置等。

训练 方法 详见 P240

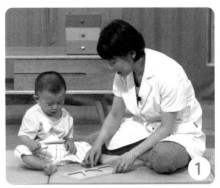

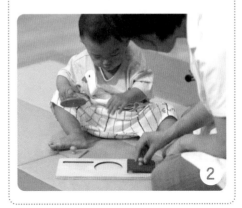

+训

宝宝进步啦！

这种互动不仅能提高宝宝匹配事物的能力，还能让宝宝做事更有条理。

家庭训练方案 4：宝宝牵手走的距离较短怎么办

宝宝握住家长的手指，走得距离不足 1.5 米。

【专家分析原因】

如果在练习时宝宝摔倒过，就会对牵拉走产生恐惧心理，不愿意迈步。

【家庭训练方案】

如果宝宝的平衡性较好，那可以让宝宝握着家长的手指。如果宝宝的平衡性偏弱，那就需要家长握住宝宝的手。可以在室内练习，比如从一个房间走到另一个房间，也可以到户外练习。如果宝宝走得不太好，需要大人给他一些支撑和保护。等宝宝逐渐熟练了，再慢慢放手。同时，地面要平坦，不要有障碍物。宝宝在一开始走路的时候很容易摔倒。虽然磕碰在所难免，但还是应该尽量注意，以免令宝宝产生不安全感，对走路产生恐惧。

如果宝宝这方面的能力不足，我们可以拿一个可以推的玩具，来帮助宝宝走路。开始时，距离可以不用特别长，可以让宝宝来回走，如果要调转方向，那就需要家长的帮助了。在宝宝推着东西走已经比较娴熟的情况下，我们可以在家里给他摆个小通道。比如拿 6~8 把椅子，两两对着放，然后让宝宝从椅子中间的通道中走，或者用彩色的线画出一段路，让宝宝从中间走。

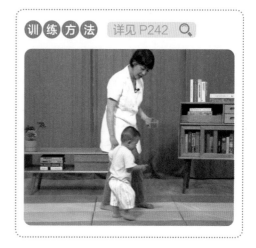

训 练 方 法　详见 P242

+训

宝宝进步啦！

宝宝的学习能力很强，一旦对牵拉走产生兴趣，就可以走得又稳又远啦！

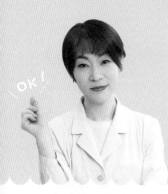

OK！

PART3

朝虹老师教你怎么养孩子

为啥你的宝宝测评指标弱

【限制宝宝接触】

随着宝宝一天天长大，对万事万物都充满了好奇，经常会去摆弄家里的瓶瓶罐罐，这是宝宝探索能力的表现，家长一定不要限制。闲置的锅碗瓢盆、纯天然的沙石、干净的树枝和树叶等都可以让宝宝玩。让宝宝接触物体不同的质感，有利于宝宝触觉、视觉、听觉的发育。家长应尽量少给宝宝买或不买带有声、光、电的玩具，多玩一些可以自由拼搭、组合的玩具。

【睡眠质量差】

有些宝宝习惯抱睡，抱着睡得好好的，放床上立马就醒了，这种情况需要家长尽早对宝宝进行纠正。长期的搂抱入睡会使宝宝无法进入深度睡眠，不利于宝宝的内脏发育，同时其全身的骨骼与肌肉得不到正常的舒展与生长。柔软的怀抱无法支撑宝宝脊背的平衡，不利于宝宝脊椎的发育。

1岁以内的宝宝每天需要睡眠13小时左右，如果盲目地要求宝宝的作息时间与家长一致，就会导致宝宝睡眠不足。而长期的睡眠不足也会影响宝宝各方面的发育。

自然养育的方法

【为宝宝行走创造条件】

在行走初期，要确保环境的安全：地面要平坦，环境要整洁，可以在地垫上或硬床上进行。练习时，要有愉悦的气氛，要使用鼓励的语言。宝宝走路时，身体必须呈直立位，双脚以上对中线良好，迈步必须是交替的模式。要等宝宝能够独自站立、蹲下再站起，并且身体能够保持平衡时，再进行行走练习。

【适时地鼓励宝宝】

宝宝开始学习走路时会经常摔倒，家长要给予一些帮助，可以从牵手走开始。等宝宝的行走能力提升后，可让妈妈在几米以外迎接宝宝，爸爸在宝宝身后保护宝宝。妈妈可以伸出双臂做好接宝宝的姿势，并对宝宝说："宝宝，妈妈等着你走过来。"开始时，爸爸和妈妈之间的距离大约1米，等宝宝做得越来越好的时候，逐渐拉长距离。

【给走路增加趣味】

家长可以和宝宝面对面，让宝宝的双脚分别踩在大人的双脚背上，握住宝宝的双手，然后家长左右脚交替，一步一步迈步前进，带动宝宝左右脚交替向前迈步。

家长还可以给宝宝准备一个可以推的玩具，帮助宝宝练习走路。和宝宝一起玩捡球、找东西的游戏，训练宝宝独自蹲下捡东西，独自站起，同时可以稳定地独自行走。能够独立迈几步时，可以让宝宝拉着小拖车等玩具练习走路。学习向前走路的同时，可以让宝宝侧走和倒走。和宝宝玩"躲猫猫"的游戏，让宝宝独自走到其他房间去找大人。

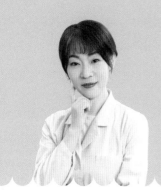

育儿课堂

如何平衡宝宝们之间的关系

有二孩的家长常觉得：生了小宝宝之后，大宝宝就变调皮了。其实，这是因为大宝宝觉得小宝宝分走了原本属于自己的宠爱，他害怕被忽视、被冷落，因此想尽办法吸引你的注意力。现在三孩政策开放，未来越来越多的家庭可能会有两三个宝宝，那么，作为家长，我们应该如何平衡宝宝们之间的关系呢？

不要一味地叫大宝宝谦让

日常生活中，经常有家长会对大宝宝说："你要让着弟弟（妹妹）。"这种做法是不妥的，有小宝宝之后，家长应该告诉大宝宝，每个人都是这个家的家庭成员，在爸爸、妈妈心里，他和小宝宝是同等重要的，爱是相互的，他得到的爱没有被分走，并且会再得到一份来自小宝宝的爱。

从具体做法上来说，比如分水果，不能让大宝宝"发扬风格"吃小水果，可以把水果切开让宝宝们一起分享。

让大宝宝参与小宝宝的成长

在小宝宝出生前，家长就应该告诉大宝宝，你要当哥哥（姐姐）了，可以经常让他摸摸妈妈的肚子，和小宝宝说说话，提高他对小宝宝的接受程度。

小宝宝出生后家长可以交给大宝一些简单的任务，让他和自己一起照顾小宝宝，培养大宝宝的责任感和宝宝们之间的手足情。比如让大宝宝扶着小宝宝学坐、学站，一起玩玩具，让大宝宝在小宝宝取得进步时找到当哥哥（姐姐）的成就感。

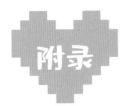

附录 0~12月龄宝宝身长体重参考范围①

0~12月龄男宝宝身长变化

月龄	-3SD②	-2SD	-1SD	中位数	+1SD	+2SD	+3SD
0	45.2	46.9	48.6	50.4	52.2	54.0	55.8
1	48.7	50.7	52.7	54.8	56.9	59.0	61.2
2	52.2	54.3	56.5	58.7	61.0	63.3	65.7
3	55.3	57.5	59.7	62.0	64.3	66.6	69.0
4	57.9	60.1	62.3	64.6	66.9	69.3	71.7
5	59.9	62.1	64.4	66.7	69.1	71.5	73.9
6	61.4	63.7	66.0	68.4	70.8	73.3	75.8
7	62.7	65.0	67.4	69.8	72.3	74.8	77.4
8	63.9	66.3	68.7	71.2	73.7	76.3	78.9
9	65.2	67.6	70.1	72.6	75.2	77.8	80.5
10	66.4	68.9	71.4	74.0	76.6	79.3	82.1
11	67.5	70.1	72.7	75.3	78.0	80.8	83.6
12	68.6	71.2	73.8	76.5	79.3	82.1	85.0

注：①数据来源于中华人民共和国卫生部妇幼保健与社区卫生司2009年6月2日公布的《中国7岁以下儿童生长发育参照标准》。身长单位为厘米，体重单位为千克。

②SD指标准差，±3SD内均为正常范围。

0~12月龄女宝宝身长变化

月龄	−3SD	−2SD	−1SD	中位数	+1SD	+2SD	+3SD
0	44.7	46.4	48.0	49.7	51.4	53.2	55.0
1	47.9	49.8	51.7	53.7	55.7	57.8	59.9
2	51.1	53.2	55.3	57.4	59.6	61.8	64.1
3	54.2	56.3	58.4	60.6	62.8	65.1	67.5
4	56.7	58.8	61.0	63.1	65.4	67.7	70.0
5	58.6	60.8	62.9	65.2	67.4	69.8	72.1
6	60.1	62.3	64.5	66.8	69.1	71.5	74.0
7	61.3	63.6	65.9	68.2	70.6	73.1	75.6
8	62.5	64.8	67.2	69.6	72.1	74.7	77.3
9	63.7	66.1	68.5	71.0	73.6	76.2	78.9
10	64.9	67.3	69.8	72.4	75.0	77.7	80.5
11	66.1	68.6	71.1	73.7	76.4	79.2	82.0
12	67.2	69.7	72.3	75.0	77.7	80.5	83.4

0~12 月龄男宝宝体重变化

月龄	−3SD	−2SD	−1SD	中位数	+1SD	+2SD	+3SD
0	2.26	2.58	2.93	3.32	3.73	4.18	4.66
1	3.09	3.52	3.99	4.51	5.07	5.67	6.33
2	3.94	4.47	5.05	5.68	6.38	7.14	7.97
3	4.69	5.29	5.97	6.70	7.51	8.40	9.37
4	5.25	5.91	6.64	7.45	8.34	9.32	10.39
5	5.66	6.36	7.14	8.00	8.95	9.99	11.15
6	5.97	6.70	7.51	8.41	9.41	10.50	11.72
7	6.24	6.99	7.83	8.76	9.79	10.93	12.20
8	6.46	7.23	8.09	9.05	10.11	11.29	12.60
9	6.67	7.46	8.35	9.33	10.42	11.64	12.99
10	6.86	7.67	8.58	9.58	10.71	11.95	13.34
11	7.04	7.87	8.80	9.83	10.98	12.26	13.68
12	7.21	8.06	9.00	10.05	11.23	12.54	14.00

0~12 月龄女宝宝体重变化

月龄	-3SD	-2SD	-1SD	中位数	+1SD	+2SD	+3SD
0	2.26	2.54	2.85	3.21	3.63	4.10	4.65
1	2.98	3.33	3.74	4.20	4.74	5.35	6.05
2	3.72	4.15	4.65	5.21	5.86	6.60	7.46
3	4.40	4.90	5.47	6.13	6.87	7.73	8.71
4	4.93	5.48	6.11	6.83	7.65	8.59	9.66
5	5.33	5.92	6.59	7.36	8.23	9.23	10.38
6	5.64	6.26	6.96	7.77	8.68	9.73	10.93
7	5.90	6.55	7.28	8.11	9.06	10.15	11.40
8	6.13	6.79	7.55	8.41	9.39	10.51	11.80
9	6.34	7.03	7.81	8.69	9.70	10.86	12.18
10	6.53	7.23	8.03	8.94	9.98	11.16	12.52
11	6.71	7.43	8.25	9.18	10.24	11.46	12.85
12	6.87	7.61	8.45	9.40	10.48	11.73	13.15

图书在版编目(CIP)数据

北医三院儿童健康发育指导师王朝虹：0~1岁宝宝发育家庭测评与训练 / 翼下健康，王朝虹编著 . — 北京：中国轻工业出版社，2022.9

ISBN 978-7-5184-3629-3

Ⅰ.①北… Ⅱ.①翼… ②王… Ⅲ.①婴幼儿－生长发育 Ⅳ.① R174

中国版本图书馆 CIP 数据核字 (2021) 第 163938 号

责任编辑：张　弘　　　　责任终审：劳国强
整体设计：奥视读乐　　　责任校对：宋绿叶　　　责任监印：张京华

出版发行：中国轻工业出版社（北京东长安街 6 号，邮编：100740）
印　　　刷：北京博海升彩色印刷有限公司
经　　　销：各地新华书店
版　　　次：2022 年 9 月第 1 版第 6 次印刷
开　　　本：720×1000　1/16　印张：16
字　　　数：250 千字
书　　　号：ISBN 978-7-5184-3629-3　　　定价：69.80 元
邮购电话：010-65241695
发行电话：010-85119835　传真：85113293
网　　　址：http://www.chlip.com.cn
Email：club@chlip.com.cn
如发现图书残缺请与我社邮购联系调换
221117S3C106ZBW